U0189464

The
Electrocardiogram
in Emergency and Acute Care

急诊重症心电图管理

原 著 [美] Korin B. Hudson　[美] Amita Sudhir

　　　　[美] George Glass　　[美] William J. Brady

主 审　汪道文

主 译　杨晓云　王 炎

副主译　左 萍　邓小艳

中国科学技术出版社

·北 京·

图书在版编目（CIP）数据

急诊重症心电图管理 /（美）科林·B. 哈德逊 (Korin B. Hudson) 等原著；杨晓云，王炎主译 . 北京：中国科学技术出版社，2025. 1. -- ISBN 978-7-5236-1133-3

Ⅰ . R540.4

中国国家版本馆 CIP 数据核字第 2024W6A411 号

著作权合同登记号：01-2024-5186

策划编辑　王久红　焦健姿
责任编辑　方金林
装帧设计　华图文轩
责任印制　徐　飞

出　　版　中国科学技术出版社
发　　行　中国科学技术出版社有限公司
地　　址　北京市海淀区中关村南大街 16 号
邮　　编　100081
发行电话　010-62173865
传　　真　010-62179148
网　　址　http://www.cspbooks.com.cn

开　　本　889mm×1192mm　1/16
字　　数　243 千字
印　　张　11
版　　次　2025 年 1 月第 1 版
印　　次　2025 年 1 月第 1 次印刷
印　　刷　北京博海升彩色印刷有限公司
书　　号　ISBN 978-7-5236-1133-3/R·3390
定　　价　98.00 元

（凡购买本社图书，如有缺页、倒页、脱页者，本社销售中心负责调换）

版权声明

Title: *The Electrocardiogram in Emergency and Acute Care*

By Korin B. Hudson, Amita Sudhir, George Glass, William J. Brady

ISBN: 9781119266891

Copyright © 2023 John Wiley & Sons Ltd

All Rights Reserved. Authorised translation from the English language edition published by John Wiley & Sons Limited. Responsibility for the accuracy of the translation rests solely with China Science and Technology Press, and is not the responsibility of John Wiley & Sons Limited. No part of this book may be reproduced in any form without the written permission of the original copyright holder, John Wiley & Sons Limited.

Copies of this book sold without a Wiley sticker on the cover are unauthorized and illegal.

本书中文简体版专有翻译出版权由 John Wiley & Sons, Inc. 公司授予中国科学技术出版社。未经许可，不得以任何手段和形式复制或抄袭本书内容。

本书封底贴有 Wiley 防伪标签，无标签者不得销售。

版权所有，侵权必究。

内容提要

本书引进自 WILEY 出版社，由国际资深医学专家联袂编写，国内多位心血管内科一线临床专家共同翻译，全面介绍了急诊重症心电图的各个方面。书中先概要介绍了急诊重症心电图的概念及历史背景，然后从理论基础、疾病的心电图表现、临床应用及鉴别诊断等各个维度进行了详细阐述，同时汇集了世界各地专家的最新研究成果和循证医学数据，以期帮助读者深入了解并学习急诊重症心电图。本书内容全面，阐释简洁，图文并茂，案例丰富，实用性强，既可作为国内广大临床医护人员的学习实践指南，又可供对急诊重症心电图感兴趣的人士借鉴参考。

译者名单

组织编译　华中科技大学同济医学院附属同济医院心血管内科
主　　审　汪道文
主　　译　杨晓云　王　炎
副 主 译　左　萍　邓小艳
译　　者　（以姓氏汉语拼音为序）

陈　静　陈旭凤　邓小艳　樊静静　黄　芬　雷　蕾
李　丹　李丽娟　林　凡　刘　波　欧阳慧　苏玉莹
孙伊楠　谭　论　陶婧雯　王　炎　王毅娜　杨向俐
杨晓云　张润花　朱红玲　左　萍

主译简介

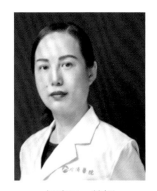

杨晓云　教授

　　医学博士，硕士研究生导师，主任医师，现任华中科技大学同济医学院附属同济医院心血管内科副主任及心功能室负责人。武汉医学会心电生理和起搏分会主任委员、中国心电学会无创心脏电生理专委会常务副主委。主要从事各种心律失常、起搏器程控、不明原因晕厥及心血管内科常见疾病的诊断和治疗。研究方向为人工智能诊断心电图。在国内外发表论文100余篇，重要成果刊登在 NEJM AI，Lancet Digital Health，Cell Press Patterns 等国际著名期刊。主编、主译多部学术著作。

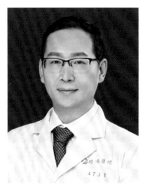

王　炎　教授

　　主任医师，教授，任职于华中科技大学同济医学院附属同济医院心血管内科。2008年中国卫生部心脏介入方向4名奖学金获得者之一，2009年于美国得克萨斯州心律失常研究所学习。中国医师协会心律学专委会委员，湖北省医学会心电生理与起搏分会主任委员。

　　主持6项国家和省级自然科学基金及重点项目。2022中国科技部重点研发计划"战略性科技创新合作项目"（人工智能和信息学与冠心病防治研究）牵头负责人。在国内和欧洲主编/主译出版中英文著作4部。

原 书 序

心电图是临床应用广泛、评估心脏疾病和非心脏疾病相关情况的重要工具，通常可用于评估心脏的电机械活动，也可用于检测系统性疾病，如电解质紊乱、中毒及代谢异常。心电图的适应证涉及医疗的各个方面，其唯一禁忌就是患者拒绝检查。心电图操作容易学习，但其解读需要相应的技能，需要医务工作者努力提高心电图解读技能。解读心电图是一项高风险的工作，因为错误的解读可能会导致严重的后果。因此，医务工作者需综合分析患者临床状况方可做出准确的诊断。

心电图的发展历史相对较晚。直到 19 世纪 50 年代，人们才发现心脏可以产生微弱的电脉冲，之后又花了 40 年的时间才开发出测量心肌动作电位的仪器。荷兰生理学家 Willem Einthoven 在 19 世纪 90 年代致力于研究心脏的电活动，以及如何更好地测量其生理参数。1902 年，他设计了第一台心电图仪，即用一根由银和石英制成的细丝（直径小于 3μm）悬挂在强大的磁场中。心脏的电活动引起了磁场内细丝的共振，这些振动被照相机记录下来。照相底片设置为以每秒 25mm 的速度移动，这一惯例沿用至今。同年，Einthoven 发表了第一篇描述该装置的科学文献。Einthoven 因此发明获得 1924 年诺贝尔生理学或医学奖。

第一批心电图商用仪器在 1905—1907 年制造，其价格昂贵，重达 300kg，需要一支训练有素的医疗团队来操作。随后机器进行了不断改进，尺寸和重量有了很大改进。不过，医生仍需要将电脉冲从患者传输到实验室的机器。机器的早期临床应用完善了对当时所谓的"心脏狂躁症"的理解，也就是心房颤动的理解。心电图仪器越来越受欢迎，它可以帮助临床医生诊断心律失常，但由于机器只有三根导联线，提供的信息有限。

在 20 世纪 20 年代，心电图已经可以识别肥大和梗死，因而可以为临床服务提供更多的诊断依据。在 20 世纪 30 年代，人们借助心电图识别了心绞痛，这使人们对这种疾病的血管病因有了进一步了解。胸导联被开发出来，最初是单导联，但后来发展为多导联。在 20 世纪 40 年代，胸导联 $V_1 \sim V_6$ 被标准化，肢体导联的改进扩充了 aVR、aVL 和 aVF 导联的使用。在 20 世纪 50 年代和 60 年代，心电图检查越来越普及，心电图解读培训成为医学生的标准。在 20 世纪 70 年代，计算机解读被引入心电图，以帮助临床医生识别心率、节律、心电轴、肥大、间期、缺血和梗死，但仍然需要训练有素的心电图工作者做出最终解读。

到了 1990 年，美国每年进行 5000 万次心电图检查，初次心电图采集时间成为急诊医学和 EMS 的测量标准。到了 2010 年，心电图采集是 EMS 基本生命支持人员的基本技能，ST 段抬高型心肌梗死的心电图解读是医护人员的基本技能。截至 2020 年，这个 1902 年生产的重达 300kg 的庞然大物已经被小型化为可以戴在手腕上的微型仪器。

The Electrocardiogram in Emergency and Acute Care 引导读者通过系统的方法了解心电图背后的原理，并给出一系列对应的临床病例。本书将心电图解读放在各种级别学习者都能接触到的范围内，使第一次学习心电图的学生和经验丰富的临床医生均能收获本书的价值。大家尽情享受吧！

Robert E. O'Connor, M.D., MPH

Marcus L.Martin Distinguished Professor

and Chair of Emergency Medicine

University of Virginia

Daniel A. Griffith, DHA, MBA

Assistant Administrator for Operations

Department of Emergency Medicine

University of Virginia

译者前言

1924 年，荷兰生理学家 Willem Einthoven 因其对心电图的开创性工作和无与伦比的贡献被誉为"心电图之父"，并因此荣获了诺贝尔生理学或医学奖。历经 100 年，心电图不断发展和进步，至今仍然是临床最重要的常规检查项目之一。心电图机也从 1902 年重达 300kg 的庞然大物逐渐改进，小型化成了现在可穿戴在人身上的手表、戒指等物品。

心电图应用于临床造福了亿万患者，应用范围已超出心血管疾病的诊治，其对脑血管疾病（如 Niagara 瀑布样 T 波）、呼吸系统疾病（如肺栓塞）、电解质紊乱（如高钾血症）的诊断特异度强、灵敏度高，对临床医学的发展功不可没。近年来，随着计算机 – 互联网技术的发展，远程心电图遍布全国，走进千家万户，使得今天的心电图更是生机盎然，焕发出前所未有的活力，其应用场景与范围不断拓展，临床应用价值不断提升，这就对心电图专业人员及相关临床医生提出了更高的要求。希望本书能帮助广大的心电学工作者、心血管内外科医生、急诊重症科医生快速准确地识别"危"与"急"心电图，提高对急危重症疾病的诊治效能，让更多的患者受益。本书共分五篇 27 章，临床指导价值清晰实用，着重阐述了以下内容：①各种危急复杂心电图表现，包括诊断与鉴别诊断异常心律、潜在心脏病、当前 / 既往心肌梗死及各种其他代谢状况；②甄别心电图变异与干扰，解释临床实践中遇到的正常变异、导联错接和心电图伪差；③监测心律和心率异常，包括正常心律、宽 / 窄 QRS 波群心动过速、心动过缓及危急和非危急心律失常；④解析心肌缺血的定位与定性特征，STEMI、急性冠脉综合征的特征性心电图表现与定位方法；⑤注重特殊人群的高风险表现，涵盖儿科、中毒、肾衰竭、高钾血症、ST 段抬高的胸痛、室性心动过速、心动过缓及心搏骤停等；⑥提供了 200 多个"学 + 思"的心电图病例，涵盖急诊、重症、院前急救等不同场景中危重患者心电图的精要解读。

本书能帮助心电学专业技术人员在最短的时间内掌握急危重患者复杂心电图的正确判断与解读，迅速提高其职业素养和独立实践能力。总之，要想读懂心电图背后的"危"与"急"，快速准确识别心电图，医生需要具备一双训练有素的慧眼！

仅将此书作为纪念心电图获得诺贝尔生理学或医学奖 100 周年的礼物，献给广大的心电学工作者和临床从事急危重症工作的医务人员！

华中科技大学同济医学院附属同济医院

心血管内科副主任　　杨晓云　教授

心功能室负责人

原书前言

心电图检查是当今临床医学中应用最广泛的诊断性检查方法之一,它首次应用于患者是在院前、临床办公场所或紧急医疗服务机构,然后在医院中持续使用。无论是单导联或多导联还是 12 导联心电图诊断模式,心电图都是一个令人惊叹的工具。它有助于建立诊断,排除各种疾病,为某些治疗提供指征,提供风险评估,评估预后。正如应用列表中所指出的,心电图在一系列临床表现中提供了关于患者病情的重要见解。无论是对 ST 段抬高型心肌梗死的胸痛患者、室性心动过速的心搏骤停患者、中毒性心动过缓患者或其节律和形态学表现与高钾血症一致的肾衰竭患者,还是对许多其他表现的患者,心电图都起着无法替代的作用,并具有无创性、便携、廉价、可快速获取且易于执行的特点。然而,心电图解读并不容易完成,需要一定的临床技能和临床知识的储备。

本书旨在帮助希望学习、加强和完善解读心电图技能的临床医生,使其对心电图应用有更深入的了解。本书分为五篇。第一篇对心电图的临床管理作了简要介绍和回顾。第二篇侧重于心电节律诊断,从节律方面做出鉴别诊断,涉及心率正常的心律失常、心动过缓和心动过速、QRS 波群宽度及节律的规则性。第三篇回顾了疑似急性冠脉综合征患者的 12 导联心电图,包括 ST 段抬高型心肌梗死。第四篇讨论了心电图的特殊表现、患者群体和用途。第五篇再次从鉴别诊断的角度列出了各种心电图检查的结果,讨论了各种节律和形态学表现,如窄和宽 QRS 波群心动过速及 ST 段抬高。

本书讨论了临床医生在各种临床环境中使用心电图的各种形式。初学者可以将本书作为他们的主要心电图参考资料;此外,有经验的心电图工作者可以利用本书来扩展他们的基础知识。本书强调了心电图在医护人员每天遇到的各种临床情况中的价值,也说明了在急诊重症管理场景中正确应用心电图的临床意义。

最重要的是,本书由临床医生撰写,重点放在患者诊疗上。我和其他主编与作者享受着它的创作过程,我们希望身为临床医生的您,不仅享受其内容,还能发现它在诊疗患者中的价值。我们感谢您每天所做的一切。

William J. Brady, MD

Charlottesville, USA

致 谢

我要感谢我的丈夫 Christopher 坚定的支持和耐心；我们的孩子 Andrew 和 Alexander 鼓励我，让我笑；我的父母 Kathy 和 David 支持并鼓舞了我在学术领域的职业生涯；以及我所有的导师和同事，他们每天都在临床医疗、教育和患者处理方面表现卓越。特别感谢 Bill Brady，他是我 25 年的朋友和导师，以及我们的联合主编和各位作者，他们给这个项目带来了生命力。

Korin B. Hudson

我要感谢我的丈夫 Aaron，我的孩子 Anisha 和 Anand，以及我的父母 Romila 和 Sudhir 的支持。也感谢 Bill Brady 在我任住院医师期间对我进行的心电图教育，以及从那以后他一直以来的指导。

Amita Sudhir

我要感谢我的妻子 Heather，感谢她不断的支持；也要感谢我的 6 个孩子，他们每天激励我变得好一点。献给我的父母，因为他们教导了我爱和服务的意义。最后，感谢我的患者，感谢他们每一个工作日对我的教导，并相信我能照顾他们。这真是一种荣誉。

George Glass

我要感谢我的妻子 King Brady，她是一个真正了不起的人，感谢她所做的一切；感谢我的孩子，Lauren（和她的丈夫 Robert）、Anne、Chip 和 Katherine，以及我的孙子 Eli，他们是我所有灵感的来源。感谢我的朋友 Amal Mattu、心电图学家、许多导师，感谢你们多年的合作（过去、现在和未来）。最后，我要感谢世界各地的紧急医疗保健提供者，包括院前和院内，感谢他们对患者治疗的奉献和在急诊医学方面的专业性……以及在需要的时候永远"待在那里"。当然，我也想感谢我的联合主编和作者们，他们在这部作品的创作中努力工作并提供了专业知识。

William J. Brady

目　录

第一篇　心电图的临床管理

The ECG in Clinical Care

第1章 心电图的临床应用
Clinical Applications of the Electrocardiogram

George Glass 著

杨晓云 译

心电图（electrocardiogram，ECG）在现代医学中是一种不可或缺的工具，用于识别和评估心律失常、潜在心脏病、急性或陈旧性心肌梗死及其他代谢性疾病。作为一种安全、无创、相对经济的检查方法，心电图对于识别急性心肌缺血和判断高危心脏病患者的心律失常至关重要。在某些情况下，心电图还能提供早期诊断，为患者争取及时治疗的机会。例如，心电图可提前检测到终末期肾病患者的高尖 T 波，在实验室血钾检验结果出来之前就可明确诊断，使者得到及时诊治，继而挽救患者的生命。

正确诊断心电图是临床医生的重要技能之一，对心电图的深入理解和正确解读是提高临床诊疗效果的关键。医生通过专业培训，快速准确地解读心电图，将能更好地服务于患者的健康。本章将介绍心电图基础知识。

一、心电图标准格式与正常心电图

为了判断心电图是否异常，我们必须认识正常心电图。正常标准 12 导联心电图格式见图 1-1。简而言之，心电图是利用放置在患者身体表面的电极来描记心脏电活动的时间与振幅（单位：mV）变化的曲线图形。肢体导联（aVR、aVL 和 aVF）通过计算得来。在标准记录条件下，即走纸速度为 25mm/s、标准电压 1mV=10mm 时，x 轴上每个小格（1mm 心电图纸）代表 0.04s（40ms），每个大格代表 0.2s（200ms）。y 轴上 1cm 代表 1mV。

当心肌细胞去极化时，放置在患者身上的电极会检测到随后产生的电流总和。任何给定导联中的正向偏转表示该导联面向电流方向，负向偏转表示该导联背对电流方向。

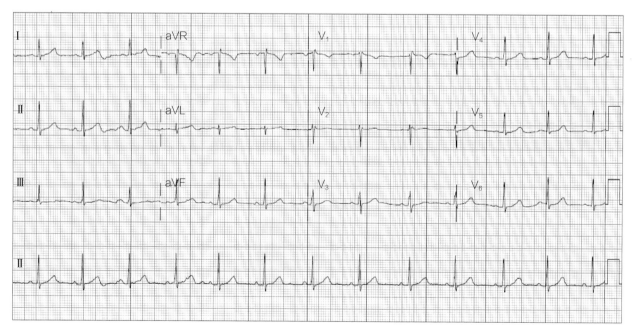

▲ 图 1-1 正常 12 导联心电图

心电图的组成、波段时间、间期

一个标准心动周期心电图主要由几个不同的波段组成，即 P 波、QRS 波群和 T 波。P 波代表心房除极过程；随后是 QRS 波群，代表心室除极的全过程；最后出现的 T 波代表心室快速复极。心电图的"段"是指心电图各波之间的时间间期。PR 段是指心电图上从 P 波结束到 QRS 波群起始部分的心电活动，ST 段是指从 QRS 波群结束到 T 波开始的间期，TP 段是指从 T 波结束到下一个心动周期 P 波开始的间期。

心电图各波段的时间（垂直于 y 轴的距离）称为"间期"（图 1-2）。正常间期见表 1-1。

二、系统性解读心电图

系统解读心电图对于全面评估心电活动至关重要，有助于避免遗漏可能存在的异常问题。例如，心电图表现为 ST 段抬高型心肌梗死，同时伴有的高度房室传导阻滞却被遗漏。异常节律的准确识别可影响到临床诊疗，这也是优化患者诊治的关键。

表 1-1 各波段时间的正常值

心电图各波段	正常值
P 波	≤120ms
PR 间期	120ms ≤PR ≤200ms
QRS 时限	通常≤100ms
	束支传导阻滞时≥120ms
QT 间期	校正的 QT 间期>440ms 时，定义为 QT 间期延长
	QTc=QT/$\sqrt{RR}$

（一）心率

成人的正常心率一般为 60～100 次 / 分，若快于 100 次 / 分属于窦性心动过速，而慢于 60 次 / 分则代表窦性心动过缓。计算心率的一个简单方法是计算 2 个 QRS 波群之间的粗线格数，然后用 300 除以这个数字。例如，如果 2 个 QRS 波群相距粗线格数为 4，那么计算出心率是 300/4，或约 75 次 / 分。请注意，这种计算方法只对 RR 间期规律的 QRS 波群有效，当 RR 间期不规则时（如心房颤

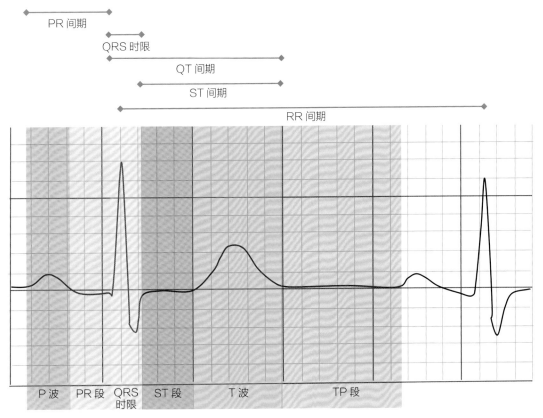

▲ 图 1-2 正常心动周期的各波段

动或频发期前收缩），更适合计算较长时间段的平均心率。一种方法是计算 10s 内的 QRS 波群数量，然后将其乘以 6，以确定这 10s 内的平均心率。

（二）心律

若每个 QRS 波群之前有一个 P 波，在每个 P 波之后有一个 QRS 波群，则此心律存在节律性。一个心率正常的窦性心律可看作是"正常窦性心律"。偏离正常心率时被称为窦性心动过速或窦性心动过缓。正常窦性 P 波在 Ⅰ、Ⅱ 和 Ⅲ 导联中直立，

倘若不然则可能是房性异位心律或另一种房性心律失常（如心房扑动）。

正确识别心电图节律对于正确的治疗至关重要。例如，窦性心动过缓很少是病理性的，通常不需要紧急干预。然而，与二度 Ⅱ 型或三度房室传导阻滞相关的心动过缓提示患者存在失代偿高风险，需要紧急干预。心房颤动和室上性心动过速（supraventricular tachycardia，SVT）虽然均表现为快心室率窄 QRS 波群心动过速，但急诊处理和随访需求不同（图 1-3）。

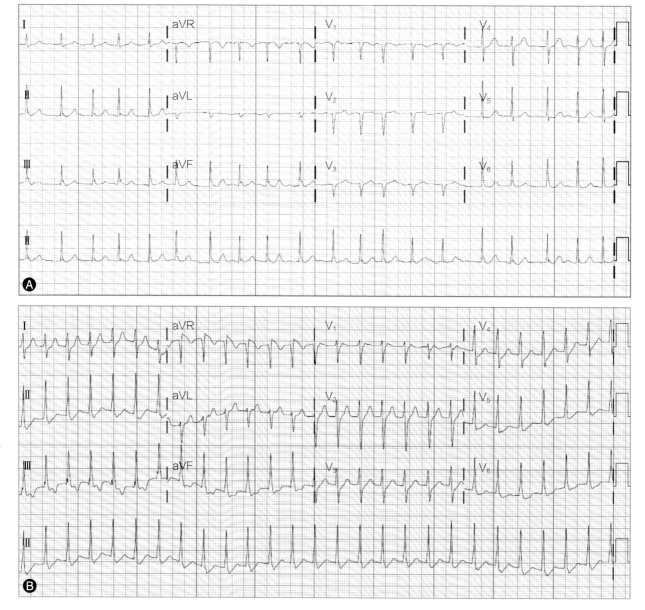

▲ 图 1-3　快心室率窄 QRS 波群心动过速

A. 表现为心律不规则，心室率快，无明显 P 波，与心房颤动表现一致；B. 心律规则，Ⅱ 和 Ⅲ 导联的 P 波在 QRS 波群之后，考虑为阵发性室上性心动过速的逆行 P 波

（三）心电轴

根据标准心电图导联的放置部位，12 导联心电图将提供垂直面或冠状面 6 个导联（额面或肢体导联，包括 Ⅰ、Ⅱ、Ⅲ、aVL、aVR、aVF），以及横截面 6 个导联（胸导联，包括 $V_1 \sim V_6$ 导联）的信息。QRS 向量的主要方向在额面，也称为心电图的"轴"，常可通过几种方法测量。最简单的方法是观察 Ⅰ 和 aVF 导联。在一个给定的导联中，QRS 波群正向偏转表示心电轴与该导联方向相同。因此，Ⅰ 和 aVF 导联正向偏转表示心电轴在 0°～90°，偏转数值则提示该导联方向上真实心电图"矢量"的振幅。例如，Ⅰ 导联上较大的正向偏转与 aVF 导联 QRS 波群临近等电极，表明一个真正约 0° 的心电图矢量。正常心电轴介于 −30°～90°，电轴偏移介于 −30°～−90° 被认为是"心电轴左偏"，介于 90°～180° 被认为是"心电轴右偏"，−90°～−180° 为不确定心电轴（可能是由于严重的心电轴右偏或心电轴极度偏移）（图 1-4）。

心电轴偏移有助于诊断左束支传导阻滞、左心室肥厚、右心室肥厚或某些药物使用及代谢性疾病。造成心电轴偏移的常见原因见表 1-2。

（四）间期

粗读心电图时，异常的心电图间期容易被忽视。间期延长表明传导系统出现了病理改变（如房室传导阻滞、长或短 QT 综合征、预激综合征），

表 1-2　造成心电轴偏移的原因

心电轴右偏	右心室肥厚
	右心室负荷过重
	左后分支阻滞
	预激综合征
	侧壁心肌缺血 / 梗死
	先天性心脏病（房间隔缺损、右位心）
心电轴左偏	左心室肥厚
	左束支传导阻滞
	左前分支阻滞
	预激综合征
	下壁心肌缺血 / 梗死
	高钾血症
	先天性心脏病（右心室双出口、三尖瓣闭锁、大动脉畸形）

需要临床医生给予重视，准确识别。

（五）波形特点

心电图的任何一个波都可能发生波形改变，并可能提示心脏病变。例如，在疑似急性冠脉综合征（acute coronary syndrome，ACS）患者中，相邻的 2 个或 2 个以上导联存在 ST 段抬高和 ST 段压低都可能预示着急性心肌缺血。其中，ST 段抬高型心肌梗死（segment elevation myocardial infarction，STEMI）被明确定义为在相邻 2 个或 2 个以上导联存在着特定幅度的 ST 段抬高。

另一个关键的形态学改变为"T 波高尖"，可能是有危及生命的高钾血症的最早期指征。

三、常见适应证及临床应用

（一）晕厥

心电图是评估晕厥的关键工具。事实上，除经过详细的询问病史和体格检查外，心电图是诊断晕厥最重要的检测手段。许多心源性猝死最初表现为晕厥发作，此时心电图是早期诊断性依据。仔细解读心电图有助于进行危险分层。长 QT 综合征、Brugada 综合征和肥厚型心肌病等疾病在发生致命性心律失常之前有部分患者并无额外的临床线索。心电图对这些疾病的诊断至关重要，对所有不明原

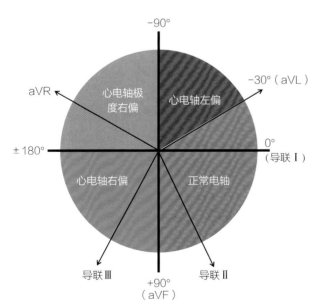

▲ 图 1-4　正常心电轴及其偏移

因晕厥患者都进行心电图筛查是非常必要的。通过心律条图、遥测或动态心电图这些长时程的心电图监测与追踪可以获得更完善的信息，尤其是在怀疑阵发性心律异常的情况下。第二篇将介绍特定心律失常的心电图特点和临床管理。

（二）胸痛

心电图被广泛用于胸痛患者的评估，胸痛患者更应完善 12 导联心电图检查。典型 ST 段抬高可以诊断 ST 段抬高型心肌梗死，也是急诊血管再通的指征（O'Gara 和 Kushner，2013）。其他心电图改变，如 ST 段压低、左心室肥厚（left ventricular hypertrophy，LVH）或心肌复极异常也可提示心脏病变，并有助于对缺血性心脏病进行危险分层。因此，心电图是 HEART 评分的重要组成部分，HEART 评分是一项有效的临床工具，用于缺血性心脏病患者的危险分层（Six 和 Backus，2008）。心电图存在动态变化（即 ST 段偏移的多变性）也预示着心脏病变的动态变化，如持续性缺血及缺血改善后相关的变化，这些变化可提示需要进一步完善相关检查并进行早期干预，从而改善心肌缺血的预后。心电图也可以诊断其他原因的胸痛，如心包炎，其通常以广泛导联 ST 段抬高伴相关导联的 PR 段压低为特征。第三篇将介绍心电图在 ACS 诊断中的临床应用。

（三）呼吸急促

呼吸急促或呼吸困难是患者常见的主诉。其初步评估包括心电图，因为心电图可以揭示与肺部疾病或潜在心脏疾病相关的信息。例如，肺栓塞患者通常会出现窦性心动过速，部分伴有 S I Q Ⅲ T Ⅲ 征，即 I 导联存在 S 波，Ⅲ 导联存在 Q 波并伴有 T 波倒置，这是右心负荷过重的指标（Digby，2015）。其他发现，如心电轴右偏，可能表明右心室肥厚，可能原因是慢性肺部疾病（肺心病）或瓣膜病（二尖瓣狭窄）引起右心负荷过重。呼吸急促也可能与某些心律失常或 ACS 有关。

（四）其他适应证

心电图对电解质紊乱（如高钾血症和低钾血症、高钙血症和低钙血症）、药物使用（如地高辛）、中毒、

过量服用药物（如三环类抗抑郁药物过量）可进行评估。患有某些疾病（如预激综合征）的患者或植入起搏器的患者心电图也会发生改变。这些特殊情况将在第四篇中介绍。心电图异常也可发生于低体温、脑血管病变及创伤时。表 1-3 列出了非冠状动脉疾病心电图的常见异常表现。宽 QRS 波群心动过速（图 1-5）或缓慢性心律失常的患者也从心电图中受益，可评估所出现的心律失常性质（第五篇）。

表 1-3 非冠状动脉疾病心电图的常见异常表现及特征

心包炎
- 多导联 ST 段抬高，无对应 ST 段压低
- 多导联 PR 段压低
- aVR 导联 ST 段压低和 PR 段抬高

心脏压塞
- 电交替
- QRS 波群低电压
- 多导联 PR 段压低
- Osborn J 波
- 心动过缓和房室传导阻滞
- PR 间期及 QT 间期延长，QRS 波群增宽
- 慢心室率心房颤动

高钾血症
- 弥漫性非解剖部位相关性高尖 T 波
- PR 间期和 QRS 波群增宽

中枢神经系统事件
- T 波深倒
- T 波倒置的导联出现 ST 段轻度抬高
- 节律紊乱
- QRS 波群增宽
- QT 间期延长

引自 Brady et al., 2013/John Wiley & Sons.

四、临床背景

心电图不可能单独存在，每个心电图必须结合患者的临床病史才能进行精准的解读。例如，一名进行体育锻炼的 18 岁无症状男性患者心电图中偶然出现的 ST 段抬高，与一名患有持续性胸痛和出汗的老年肥胖患者心电图上出现的类似 ST 段抬高有很大不同，在 J 点及 ST 段抬高形态上也有所不同。前者很可能代表心室良性早期复极（benign early repolarization，BER），而后者代表 ACS。临床医生在不结合病史的情况下错误解读心电图将会导致严重的后果。心电图包含了大量与心脏功能相关的信息，是一种宝贵的工具，使用得当将大大提高临床诊疗效率。

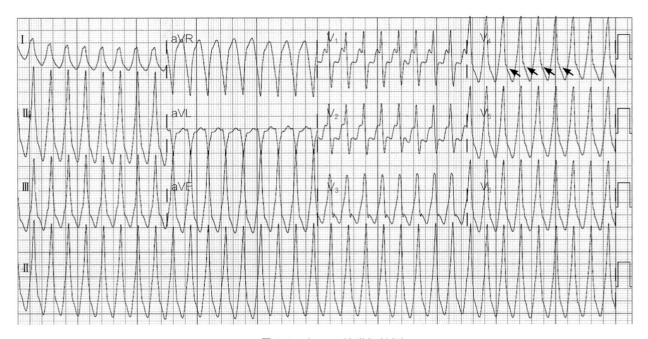

▲ 图 1-5　宽 QRS 波群心动过速

胸导联逆行 P 波（箭）和胸导联 QRS 波群一致向上（类似的 QRS 电轴）高度提示室性心动过速

参考文献

［1］ Digby, G.C.（2015）. The value of electrocardiographic abnormalities in the prognosis of pulmonary embolism: a consensus paper. *Ann. Noninvasive Electrocardiol.* 20（3）: 207–223.

［2］ O' Gara, P.T. and Kushner, F.-G.（2013）. ACCF/AHA guideline for the management of ST-elevation mycoardial infarction: a report of the American College of Cardiology Foundation/American Heart Association Task Force. *J. Am. Coll. Cardiol.* 61（4）: e78–e140.

［3］ Six, A.J. and Backus, B.（2008）. Chest pain in the emergency room: value of the HEART score. *Neth. Heart J.* 16（6）: 191–196.

第 2 章　心电图的临床影响

Clinical Impact of the Electrocardiogram（ECG）

Robert C. Schutt　　William J.Brady　　Korin B. Hudson　　Steven H. Mitchell　著

杨晓云　译

心电图临床应用广泛且意义重大，是评估患者病情的主要工具，对原发性心脏病的临床诊治具有极大帮助，涵盖了传导障碍、急性冠脉综合征、肺栓塞（pulmonary embolism，PE）、代谢紊乱、中毒或药物过量等情况。由于心电图的广泛使用，要求每一个临床医生都能有效准确地使用和评估心电图。

一、心律失常患者的管理

心电图从最初阶段就应用于心律失常的诊疗。对于危及生命的院外及院内心律失常治疗，目前均有基于心电图结果的完善治疗流程。危及生命心律失常的快速诊断和治疗通常基于单导联心电图（也称为节律条）的解读。

心电图长期以来一直是心源性猝死（sudden cardiac death，SCD) 防治领域的研究热点并有着重要意义。有症状的心律失常既可发生在院外，也可发生在住院治疗的患者身上。SCD 是症状性心律失常的极端例子，心电图在其评估和管理中起着关键作用。非心搏骤停心律也经常被发现，特别是在住院患者中。这些心律可以从心动过缓到心动过速，可有也可无传导阻滞。显然，单导联心电图使临床医生可根据心电图信息及患者的临床情况诊断心律并启动最合适的治疗。

二、急性冠脉综合征患者的管理

除识别心律失常之外，心电图特征性变化和演变规律为心肌梗死的诊断提供了可靠而实用的依据。12 导联心电图及心肌酶测定（如肌钙蛋白）是识别 ST 段抬高型心肌梗死的主要工具，有助于快速识别急需血运重建的患者。心电图在院外和院内均可用于检测 ST 段抬高型心肌梗死，并可缩短血运重建时间。就算在院外，包括诊所和紧急医疗服务（emergency medical service，EMS），心电图也可快速检测到缺血事件并记录下来。院外心电图并不额外增加转运时间。许多紧急医疗服务系统都可以实时传输 12 导联心电图，由医生提供实时诊断，并可实时联系电生理专家或心脏病专家，在患者到达医院之前制订治疗方案，如血运重建方式的选择。

12 导联心电图的诊断是一项需要进行高级培训和练习的技能，以确保其熟练程度。心电图的不准确诊断会影响急性冠脉综合征患者的诊疗。临床医生需准确识别 ST 段和 T 波的变化。缺乏对 ST 段和 T 波异常的准确识别而引起的不正确诊断，可能会对患者造成严重后果，如不适当甚至危险的治疗。12 导联心电图在评估急性冠脉综合征患者时也有其局限性，即灵敏度较差（可出现假阴性）。心电图提示急性心肌梗死的患者最终证实只有 50% 患有急性心肌梗死。

单导联心电图监测在急性冠脉综合征中也很重要，不是用于检测与急性冠脉综合征相关的 ST 段和 T 波异常，而是用于检测复杂的心律失常，如窦性心动过缓、完全性传导阻滞和心室颤动等。

三、非急性冠脉综合征患者的管理

心电图的作用不仅限于原发性心脏病的诊断和治疗，还扩展到胸痛或呼吸困难等症状的鉴别诊断。例如，心电图 S I Q Ⅲ T Ⅲ 征提示肺栓塞（图 2-1），但是心电图 S I Q Ⅲ T Ⅲ 征仅能表明右心负荷过重，并不能直接显示肺栓塞。S I Q Ⅲ T Ⅲ 征大多只出现在较大的肺栓塞中，并且不能作为排除诊断。

在中毒或药物过量的情况下，心电图不仅可

以提供诊断依据，也可以指导治疗强度。例如，钠离子通道阻滞药和钾离子通道阻滞药作用于心肌细胞引起一系列心电图改变，如 QRS 波群增宽和 QT 间期延长。这些心电图表现可见于正在服用处方药物的患者，也可见于服药过量的患者。在三环类抗抑郁药（tricyclic antidepressant，TCA）（一种强效钠离子通道阻滞药）过量的情况下，aVR 导联上 R 波＞3mm 已被证实存在显著的心脏毒性，包括癫痫发作和室性心律失常的发生（图 2-2）。

心电图也会影响潜在代谢紊乱或电解质紊乱患者（如高钾血症）的治疗。高钾血症时，T 波随着血钾水平的升高而变得高尖（图 2-3）。如果不进行治疗，血钾水平的升高会导致 P 波和 QRS 波群发生下列变化（图 2-3）：PR 间期延长，QRS 波群逐渐变宽（图 2-3）；随着血钾水平继续升高，心电图继续变化；最终，当 P 波（图 2-4 和图 2-5）、QRS 波群和 T 波融合在一起时就会形成一个波，即正弦波，这一征象被称为严重高钾血症的窦室

传导（图 2-4 和图 2-5）。心电图为指导治疗提供了重要信息。

四、动态心电图监测

评估疑似心律失常患者的一个重要问题是心律失常经常间歇发作。在急诊科或普通诊室诊治过程中，患者如果没有心律异常的证据，很难确定胸痛或晕厥等症状的具体病因，除非在患者出现症状时有心电图异常的证据。考虑到这一点，任何关于心律失常或心电图异常的证据都要纳入医疗记录中，供临床医生参考。简单地记录或打印异常心电图有时可以避免不必要、昂贵的有创检查。

为了解决评估间歇性心律失常的问题，连续记录心电图数据的设备已开始应用于临床，它允许患者在家进行日常活动，并提供心电图监测，为医生提供更全面的数据。这种技术被称为动态心电图监测。

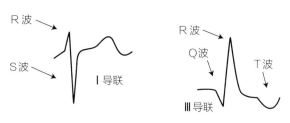

▲ 图 2-1 肺栓塞中右心负荷过重的表现，S Ⅰ Q Ⅲ T Ⅲ 征

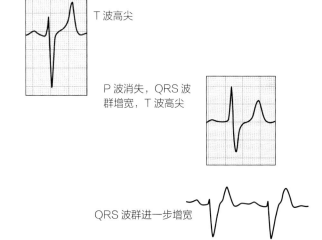

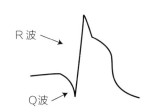

▲ 图 2-2 aVR 导联上 R 波≥3mm

▲ 图 2-3 高钾血症时 T 波高尖和 QRS 波群增宽

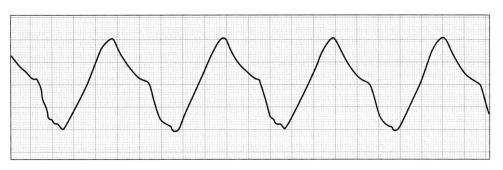

▲ 图 2-4 未经治疗的高钾血症患者出现正弦波图形被称为窦室传导，这种节律常伴有较慢的心室率

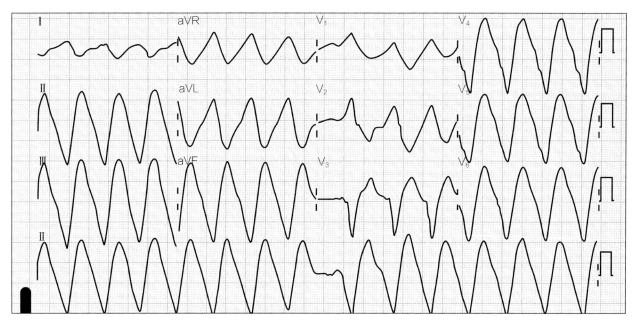

▲ 图 2-5　患者血钾水平高达 7.5mEq/dl，心电图表现为窦室传导，本例患者有着更快的心室率

五、计算机解读心电图

随着计算机技术的发展，心电图的计算机解读取得了显著进展。一项重大的进展是，自动体外除颤器（automated external defibrillator，AED）的出现使非医疗人员也能为室性心动过速（ventricular tachycardia，VT）或心室颤动的心搏骤停患者提供除颤治疗。AED 的使用可显著提高患者的生存效益。然而，临床医生仍需要通过 12 导联心电图做出自己的诊断并给予相应的处理，而不是仅仅依赖于计算机诊断。

随着技术的进步，人工心脏起搏器和植入式心脏转复除颤器（implantable cardioverter-defibrillators，ICD）已经发展成为可以识别和治疗多种心律失常的设备。虽然最初的心脏起搏器并不能检测异常心律，但目前的心脏起搏器可以检测并做出相应的处理。起搏器已经从单腔设备发展到具有 3 个腔室导线的新型设备，可以感知、起搏并具有一定的功能，可通过调节房室间期鼓励自身激动下传使心室同步收缩，也可根据机体的生理需要自动改变起搏频率。心脏起搏器主要用于治疗过慢的心室率（图 2-6），也用于心力衰竭和室内传导延迟患者的同步起搏，从而降低特定患者的死亡率。

ICD 是一种类似于起搏器的设备，能对室性心动过速或心室颤动的患者进行心脏复律 / 除颤（图 2-7）。术语"起搏器"一词并不意味着是 ICD，但所有 ICD 具有基本的起搏器功能。ICD 的一个显著特征是它可以通过抗心动过速起搏（antitachycardia pacing，ATP）终止 VT，从而避免心

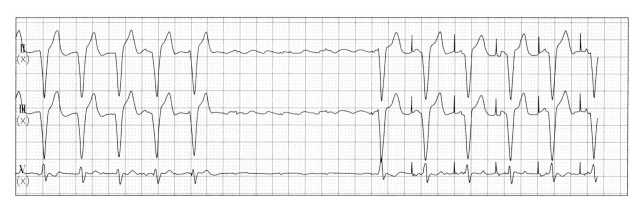

▲ 图 2-6　患者心脏停搏 3s 后起搏器的反应，可以看到心房起搏钉及其后的 P 波、QRS 波群

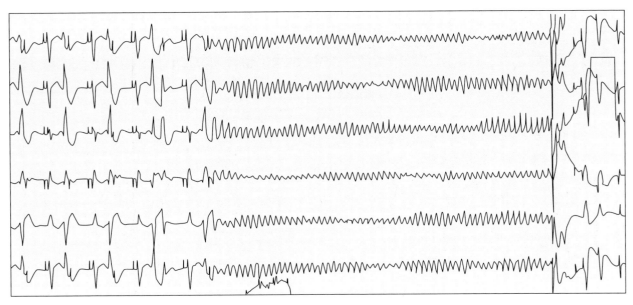

▲ 图 2-7　双腔起搏器 / 植入式心脏转复除颤器（ICD）患者，出现双向性室性心动过速和心室颤动，通过 ICD 成功除颤

脏复律 / 除颤。在 ATP 中，ICD 以略快于 VT 的速度提供短暂的快速起搏（如 8s），通常 75%～90% 可能会终止 VT 发作而不需要除颤。由于反复除颤可能会对患者带来心理创伤，ICD 进一步优化程序，在设备进行电击之前设置几轮 ATP 治疗。ICD 对心力衰竭患者或心肌梗死后心功能下降的患者最有益。

虽然 ICD 可以挽救生命，但在反复除颤后出现的严重焦虑是很常见的，许多预后不良的患者在濒临死亡时不愿经历反复的痛苦电击。在经历反复电击的患者（如室性心动过速风暴患者）中，如果没有医学禁忌证，使用镇静药（如咪达唑仑）后再进行除颤是合理和人道的。在心脏起搏器或 ICD 上放置磁铁会改变起搏器的模式，但不会关闭起搏功能。不同起搏器对磁铁的反应有所不同。磁铁放在起搏器上通常会导致它恢复到简单模式，即不感知，仅起搏。在 ICD 上放一块磁铁会抑制除颤，但不会抑制起搏功能。对于不适当放电或有室性心动过速风暴的患者，先给予足够的镇静处理再除颤是非常必要的。

第 3 章 心电图解读：单导联、多导联和 12 导联分析
Interpretation of the Electrocardiogram-Single-, Multi-, and 12-Lead Analysis

Robert C. Reiser Robert C. Schutt Korin B. Hudson William J. Brady 著

左 萍 译

一、背景

心电图的诊断是一个系统性的过程，必须结合临床资料进行全面的分析。单一的诊断是不够准确的，需要将患者的临床症状、体征和病因诊断需求考虑在内。解读的有效性和准确性至关重要，因此应鼓励临床医生形成更全面、更准确有效的判读方法。

即使对有经验的临床医生来说，一个系统的（或"检查表"）方法也是绝对必要的，这一点再怎么强调也不过分。每个心电图都需要严格遵循系统的方法，对于 12 导联心电图尤其重要的是，每一份心电图都有明确的诊断步骤。我们不仅要识别基础节律，还需要关注病理状态。其常规分析步骤包括心率、心律、心电轴、间期和 QRS 波群形态，然后得出最终的心电图诊断报告。

在一些情况下，特别是对于危重患者，采用传统的心电图记录方法可能不够。临床医生需要同时执行多项任务，如气道管理、静脉通道维护、开具药物和完善其他检查等。在这种情况下，需要多次记录并解读心电图。因为没有进行连续性记录，一些重要的信息容易被遗漏。心电图不仅有助于明确诊断，还对指导治疗提供了重要参考，不仅仅只是患者的心律，还包括心源性或非心源性病变。心电图可以明确病因，包括节律异常、传导系统功能异常、急性冠状动脉缺血或心肌梗死、药物毒性反应、电解质异常及其他疾病状态。按一定的步骤来分析心电图能帮助我们快速而有效地识别心电图异常。

利用单导联或多导联心电图来分析最适于评估节律。医院床旁监测可获得这些心电图数据。单导联与多导联心电图之间的区别在于，多导联心电图是从多个导联提供视图（图 3-1）。图 3-1 演示了汽车碰撞的两个视图；从一个角度来看，汽车似乎没有受到重大损坏，而另一个角度看，则

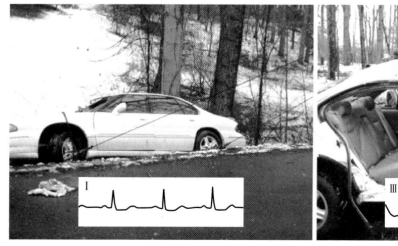
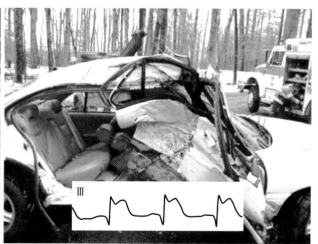

▲ 图 3-1 不同角度显示汽车损伤的程度不同，不同导联显示心脏损伤的程度也不同

显示汽车受到了严重损坏。疑似急性冠脉综合征的 12 导联心电图同样展示了类似的不同视角：一个导联显示 ST 段正常，而另一个导联则显示 ST 段抬高型心肌梗死。

12 导联心电图与单导联或多导联心电图相比，在节律识别上具有一致的诊断价值。然而，在怀疑急性冠脉综合征的情况下，12 导联心电图可以提供更具体的诊断和鉴别诊断，指导治疗并预测风险。所以 12 导联心电图是此类患者最合适的心电图工具。虽然单导联心电图对诊断急性冠脉综合征的价值较低，而且为了减少伪差而设计的一些算法会影响 ST 段的评估，但其对于评估复杂的急性冠脉综合征相关心律失常仍然很重要。

单导联心电图设备默认为 Ⅱ 导联，此导联能清晰显示 P 波、QRS 波群和 T 波。虽然大多数节律只需通过一个导联就能明确，但如果心电图波形显示不清或心电图与患者病情不符时，查看其他导联就显得尤为重要（图 3-2）。具有基础肢体导联监测的设备可以查看 Ⅰ、Ⅱ 和 Ⅲ 导联，识别复杂的心律失常通常需要借助其他导联辅助诊断。在图 3-2 所示的情况下，Ⅰ 导联显示出类似心脏停搏或细小的颤动波，而同步记录的 Ⅱ 和 Ⅲ 导联显示出宽 QRS 波群，符合室性心动过速的诊断。

二、心率

心率以每分钟的心跳数（beats per minute，bpm）表示。正常传导时，每次心房收缩后都会跟着一次心室收缩。心房率和心室率是相等的。心房率和心室率不相同则出现心律失常，心率则必须单独计算。

以下方法可用于计算心房率和心室率。心电图纸由横线和纵线组成，形成小格。细线间隔 1mm，粗线间隔 5mm。ECG 走纸速度为标准的 25mm/s。故每两条纵线代表 0.04s，每两条粗线代表 0.2s。运用这些时间测量值，可以采用以下两种方法计算心率（图 3-3）。

（一）粗线计数法

● 假设心室率规则，只需从最近的一条垂直线上的 QRS 波群开始，数到下一个 QRS 波群的垂直线。

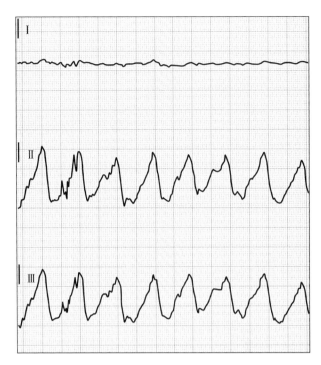

▲ 图 3-2 如果仅监测 Ⅰ 导联，可能会错误地得出心脏停搏的结论，而 Ⅱ 导联和 Ⅲ 导联提示室性心动过速。因此，经验告诉我们，一旦诊断心脏停搏，应联合其他导联进行确认

● 每条粗线代表 0.2s，1min 有 300 条这样的线。
● 将 300 除以粗线的数量，心率以"次 / 分"表示。

这种简易测量心率的方法与相应数量的粗线相关：从一个 QRS 波群至下一个 QRS 波群，测量两者之间的粗线数量，心率按以下方式递减：300 次 / 分、150 次 / 分、100 次 / 分、75 次 / 分、60 次 / 分、50 次 / 分、42 次 / 分、38 次 / 分等。

（二）6s 法

计算心率的第二种方法是计算 6s 内 QRS 波群的数量，然后乘以 10。这种方法最适合用于不规则心室律（图 3-4）。

不规则心室律最常见于心房颤动。因为心室律的不规则性，6s 法和粗线计数法结果都可能会与实际心率相差很大。健康成人的正常心率为每分钟 60～100 次。儿童的正常心率随着年龄变化而变化，新生儿的平均心率为 180 次 / 分，婴幼儿的心率为 100~140 次 / 分，青少年的心率为 70～100 次 / 分，即"成人值"。心率需根据患者的年龄和一般情况来综合分析。由于正常心率随

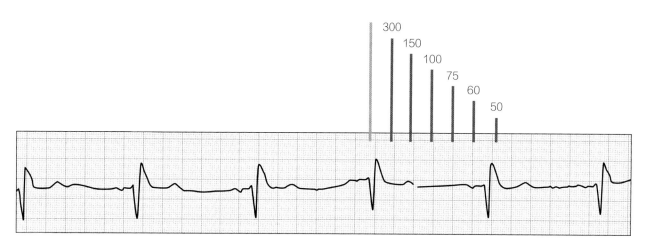

6-s 条带

▲ 图 3-3 比较 6s 法和粗线计数法

6s 法估计心率为 60 次 / 分（6 个 QRS 波群 ×10=60 次 / 分），粗线计数法估计心率为 50～60 次 / 分。通过计算 1min 内脉搏的实际心率为 54 次 / 分

着年龄的增长而降低，新生儿心率可达到 180 次 / 分，而对于 80 岁的老年患者来说，95 次 / 分的心率就相对较快。

三、心律

P 波和 QRS 波群的识别是识别心律的第一步。

它们的形态特征及其规律性均能提供重要线索。P 波与 QRS 波群之间的关系也至关重要。例如，每个 QRS 波群前是否都有一个 P 波。任何一个波的缺失均提示不同的心律诊断。临床上 P 波消失的心律（如交界性节律或心房颤动）并不少见，但 QRS 波群消失只会在心搏骤停的情况下出现，包

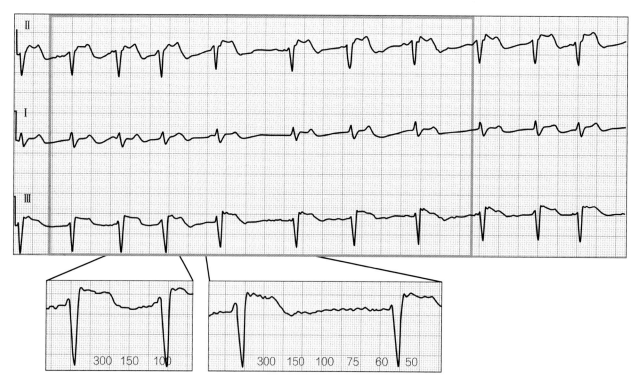

▲ 图 3-4 这份心电图显示，粗线计数法在心房颤动的情况下是不准确的

根据所测量的间隔，估算的心率在 55～100 次 / 分变化。在 1min 内计算的实际心率为 66 次 / 分。方框标记 6s，估算心率为 70 次 / 分

括心室颤动和心电静止。我们可通过各种图形特点来明确心律类型，但测量 RR 间期是最准确、最简单的方法。

在整个节律条图上，通过 RR 间期（从一个 R 波到下一个 R 波的时间）来确定心脏的节律是很重要的。心脏的节律可以是规则的，也可以是规则中偶有异位搏动，或是无规则但是有规律，或完全无规则的。规则的心脏节律在整个节律条上表现为一致的 RR 间期。偶尔，在一段规则的节律中存在一个或多个异位激动，如房性期前收缩或室性期前收缩。无规则但是有规律是指具有可变但可预测的 RR 间期的节律，如每 2 个正常的 QRS 波群就有 1 个期前收缩，即期前收缩三联律。在这种情况下，整体的 RR 间期是变化的，但是 RR 间期的变化模式在节律条图上是可重复、可预测的。完全无规则的心律是指具有广泛变化且不可预测 RR 间期的节律。心房颤动是其中一个例子，其 RR 间期不规则且不可预测。

四、心电轴

心电轴是指心室除极过程中全部瞬间向量的综合。任何一种波形（即 P 波、QRS 波群和 T 波）的电轴都可以确定。然而，从实际角度来看，尤其是 QRS 波群的电轴对于心电图的诊断至关重要。心电轴可以是正常的（向下并向左），也可以是向左偏移或向右偏移的。

通过评估 I、II 和 III 导联中 QRS 波群的极性可以初步确定心电轴的方向。如果 3 个导联中的 QRS 波群正向（即主波直立），则心电轴正常（在 0°～90°）。如果 QRS 波群在 I 导联为正，在 II 和 III 导联为负（即主波方向向下），则心电轴向左偏移（<0°），心电轴左偏也可以是生理现象。当 QRS 波群在 I 导联为负，在 III 导联为正，会出现心电轴右移（>90°）。II 导联是可变的，它可正可负。3 个导联中的 QRS 波群主波都为负时，会出现不确定的心电轴，即心电轴极度右移。

很多情况下可以看到心电轴偏移，包括急性或慢性的心脏病变或非心脏病变。

五、间期

心律、心率及心电轴一旦确认，测量心动周期每一部分的间期很重要。以下主要介绍了心电图中 3 个重要参数的测量，即 PR 间期、QRS 时限和 QT 间期。这些参数对于诊断心律失常和其他心脏疾病具有重要意义。

PR 间期：从 P 波起始到 QRS 波群起始的时间，正常范围为 120～200ms。PR 间期异常与房室传导阻滞和 Wolff-Parkinson-White 综合征等疾病有关（图 3-5）。

QRS 时限：从 QRS 波群开始到结束的时间，正常范围小于 120ms。有些专家提出 QRS 时限应小于 80ms。QRS 时限还与年龄、性别存在关联，这种关联尚在争议中。大家一致认为 QRS 时限大于 120ms 表明存在室内传导延缓。部分专家认为 QRS 时限大于 100ms 即存在室内传导延缓。对于年龄大于 16 岁的患者，建议使用大于 110ms 作为异常标准。QRS 时限延长提示心室内传导异常（如束支传导阻滞）或其他心律失常（如室上性心动过速伴室内差异性传导或室性心动过速）。

QT 间期：从 QRS 波群起始到 T 波结束的时间。QT 间期的正常值随心率变化而变化，通常超过相应 RR 间期的 1/2。临床可以随时记录并测量 QT 间期，但 QT 间期值仅在心率为 60～100 次 / 分时有效。

为了排除心率对 QT 间期的影响，QT 间期可使用 Bazett 公式来校正。Bazett 公式为 $QTc=QT/\sqrt{RR}$，正常范围在 300～440ms，女性可能高达 460ms。

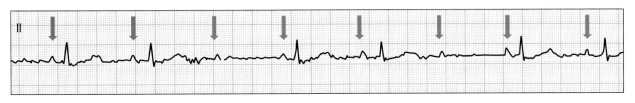

▲ 图 3-5 二度 I 型房室传导阻滞（也称为 Mobitz I 型或 Wenckebach 型）。箭为 P 波

六、波形特点

在测量了基本的心电图参数后，则需要评估 P 波、QRS 波群、ST 段和 T 波的波形特点。

正常的 P 波（即正常窦性心律下的 P 波）出现在 QRS 波群之前，呈钝圆形。除 aVR 导联外，P 波应直立，高度不超过 2.5 个小格（0.25mV），宽度不超过 2.75 个小格（110ms）。P 波尖锐、双相、高大、低平或增宽均提示异常。

除确定 QRS 波群的宽度外，还需要关注其形态。术语 QRS 时限并没有描述 QRS 波群的形态。以下主要讨论 QRS 波群形态。Q 波定义为 QRS 波群初始的负向波。R 波是 QRS 波群初始的正向波，它可以是 QRS 波群的第一个波（即可能没有之前的 Q 波），也可以跟随在 Q 波之后。第二个负向波被称为 S 波，它可以作为紧随 R 波之后的唯一的负向波，也可以作为 Q 波和 R 波之后的第二个负向波。

临床医生需评估是否存在 Q 波、双 R 波（R 波和 R′ 波）、高大 R 波、深 S 波及从 V_1 至 V_6 异常的 R 波递增规律。Q 波可以出现在 Ⅰ、Ⅲ、aVF、V_5 和 V_6 导联。正常 Q 波应该小于同导联 R 波高度的 1/4，并且宽度不超过一个小格（40ms）。Q 波超过此标准或出现在其他导联中可能提示心脏疾病。

R 波异常主要关注两个正向波的出现。第一个正向波形称为 R 波，第二个正向波形称为 R′ 波。S 波之后出现第二个 R 波可能表明存在室内传导延缓，如右束支传导阻滞。

ST 段和 T 波的异常需要仔细鉴别。ST 段抬高可能表示缺血性心脏病。ST 段压低可能代表镜像改变，也提示缺血或梗死。T 波异常可能表示电解质紊乱、中毒或与缺血性心脏病等相关病变。

图 3-6 回顾了系统分析心电图的方法。强调了心电图异常可能提示一系列心脏疾病或全身疾病。在后续章节中，将详细讨论不同的心电图异常表现。

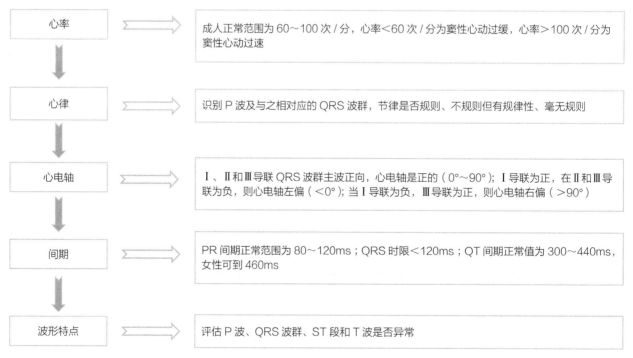

▲ 图 3-6　心电图系统分析法

第4章　心电图正常变异、导联错接和心电图伪差

Variants of the Normal, Lead Misplacement, and Electrocardiographic Artifact Encountered in Clinical Practice

Robert C. Reiser　Robert C. Schutt　Korin B. Hudson　William J. Brady　著

陈旭凤　邓小艳　杨晓云　译

正常的心电图表现多样，有多种正常变异。尽管这些图形可能异常，但它们属于正常范围。我们必须对这些变异有深刻认识，以免将其误认为病理性改变，从而导致不当治疗。心电图明显异常的患者需要记录并保存异常心电图，以在紧急救治时提供正确的诊疗依据。导联错接及心电图伪差也可表现出与疾病相似的异常心电图改变。要准确诊断心电图需在临床背景下结合病史及临床表现综合分析。

一、心室早期复极

心室早期复极表现为 ST 段抬高，人群发生率约为 1%。心室早期复极并不代表心电传导或其他指标异常。ST 段抬高常常是需要警惕的心电现象，掌握心室早期复极的诊断标准有助于临床医生识别低风险患者。其标准总结如下（图 4-1）。

① J 点抬高，J 点位于 QRS 波群的终末与 ST 段起始的交接点，J 点大多在等电位线上且抬高通常不超过 2mm，在早期复极时可至 5mm。

② ST 段形态，心室早期复极时 ST 段表现为凹面向上型抬高；而典型的 ST 段抬高型心肌梗死的 ST 段表现为上斜型或弓背向上型抬高。

③ J 波形成，J 点从基线偏移形成向上的 J 波。

④ T 波高耸，在胸导联更明显，T 波与 QRS 波群主波方向一致。

⑤持续时间长，随着时间的推移，心室早期复极人群的 ST 段抬高会持续较长时间。

⑥导联分布：早期复极时 ST 段抬高多见于胸导联（$V_1 \sim V_4$ 导联）及下壁导联。仅发生于下壁导联十分罕见。

在分析心电图时，临床医生需要考虑心室早期复极的人群分布特点。心室早期复极多见于年

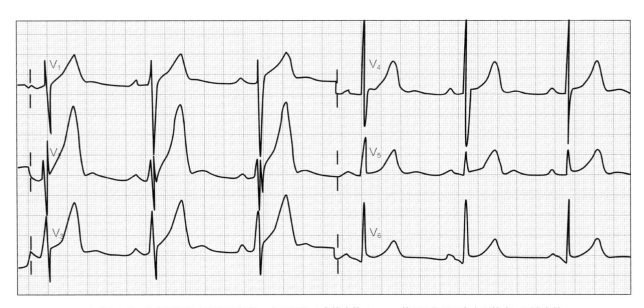

▲ 图 4-1　心电图提示心室早期复极，广泛导联 J 点抬高约 1mm，伴 ST 段凹面向上型抬高，T 波高耸

轻人，平均年龄为 20—30 岁。随着年龄增长，心室早期复极 ST 段抬高程度趋于下降，在 50 岁以上的人群中较为罕见。尽管人群发生率约为 1%，但在运动员和男性中更为常见。

有时心电图已确诊为因心室早期复极而表现出 ST 段抬高，但经验丰富的临床医生在鉴别时仍需谨慎，要优先考虑最危急的情况，如 ST 段抬高型心肌梗死。当接诊一位有不适症状或病史不详的 ST 段抬高患者时，应优先考虑危及生命的急症。

二、窦性心律不齐

窦性心律不齐常见于青少年。心电图表现为正常的窦性 P 波后跟随正常的 QRS 波群，心率与呼吸周期有关，吸气时心率增快，呼气时心率减慢。其心电图特点是主导节律为窦性心律，伴有 RR 间期不规则（图 4-2）。

三、运动员心电图

运动员（尤其是耐力型选手）的心电图可以表现出与病理性心电图相似的特点。这些特点见表 4-1，包括显著窦性心动过缓，PR 间期延长，QRS 波群电压增高，以及 ST 段抬高。在遇到这类病例

时，临床医生应谨慎处理，需全面考虑鉴别诊断，优先考虑其是否属于病理性表现（图 4-3）。

表 4-1 与运动员相关的心电图表现

心动过缓：运动员静息心率可低于 60 次 / 分，并可能表现出交界性心律、窦性心律不齐

一度、二度 I 型房室传导阻滞：由于副交感神经张力增高，也可以是正常变异

QRS 波群电压增高：可能被误诊为左心室肥厚。这些变化是由于心脏肌肉含量增加，加上胸壁相对较薄

J 点抬高：主要表现为 ST 段抬高，与心室早期复极相似。这一发现在运动员中比较常见

四、T 波倒置

T 波倒置或低平可能提示急性冠脉综合征或其他疾病，但在某些导联和某些患者中也可能是正常变异。正常 T 波在 III、aVL、V1 及 aVR 导联可倒置。

在婴幼儿时期常在胸导联 V1～V4 出现 T 波倒置，如果成年后这些导联的 T 波仍倒置，被称为持续幼稚型 T 波，尤其在 V2、V3 导联（图 4-4）。

改变体位后进行采集，部分心电图也会显示 T 波倒置，尤其在 I、II、V2～V4 导联上。在焦虑、恐惧、过度换气及饱餐后等情况下同样会引起 T

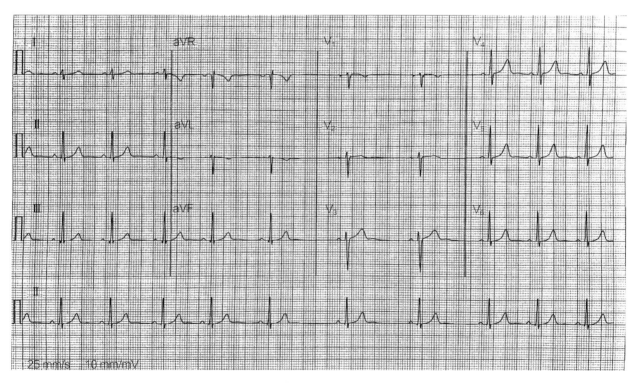

▲ 图 4-2　窦性心律不齐，RR 间期不规则
（引自 Dr.A.Shah, MedStar Union Memorial Hospital.）

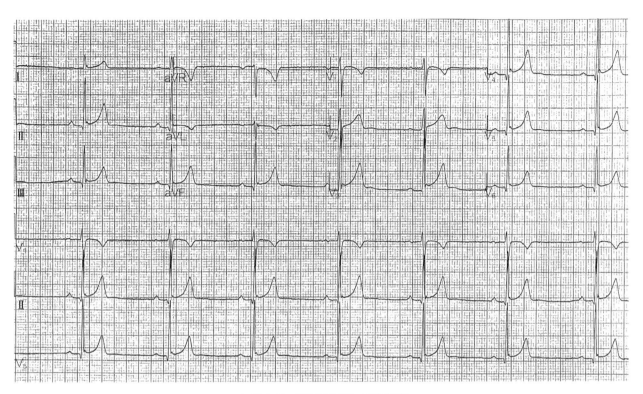

▲ 图 4-3 运动员相关的心电图表现

窦性心动过缓，QRS 波群电压增高，J 点抬高（引自 Dr.A.Shah, MedStar Union Memorial Hospital.）

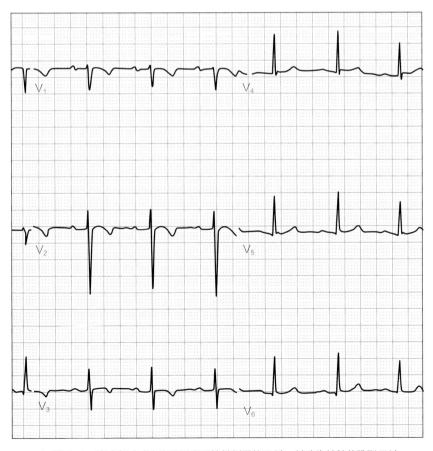

▲ 图 4-4 青少年或成人胸导联出现持续倒置的 T 波，被称为持续幼稚型 T 波

波倒置。与心室早期复极的 ST 段抬高相同，如果临床表现与急性冠脉综合征或其他疾病相似，则不能忽视 T 波倒置。

五、导线错接

心电图导联错接并不少见，可能导致心电图出现异常。如果患者临床症状未变，心电图较前有改变，应考虑导联错接的可能。同样，如果心电图异常不能用临床表现来解释，也应检查导联的位置。

准确识别导联错接很关键。双上肢反接是最常见的错误，此时Ⅰ导联翻转，aVL、aVR 导联互换，Ⅰ导联 P 波倒置（或者 P 波电轴明显异常）。Ⅲ导联出现直线或低振幅时提示可能右上肢和右下肢反接。双下肢反接也很常见，但不会引起心电图的显著改变。

六、伪差

临床上常见由伪差导致的心电图异常。例如，

患者刷牙的动作可能导致心电图出现类似室性心动过速的图形（图 4-5）。伪差产生的图形通常类似心律失常或基线干扰，但一般不会出现类似心肌缺血的图形。

伪差分为两大类，即内部伪差和外部伪差。内部伪差包括震颤、颤动、运动或咳嗽，这些干扰皮肤与电极的接触，导致基线振荡，甚至可能出现异常的 QRS 波群。骨骼肌的收缩也会产生电势差，模拟心脏电活动。外部伪差包括交流电干扰，心电图机、导联线或电极故障，以及静电。电极故障通常由皮肤与电极接触不良引起，如酒精使用不足、体毛过多或大量出汗。

对于无任何不适但心电图异常的患者，并且临床症状不支持心电图表现时，临床医生在采取治疗前应仔细鉴别是否由伪差引起心电图异常，以避免不必要的干预。

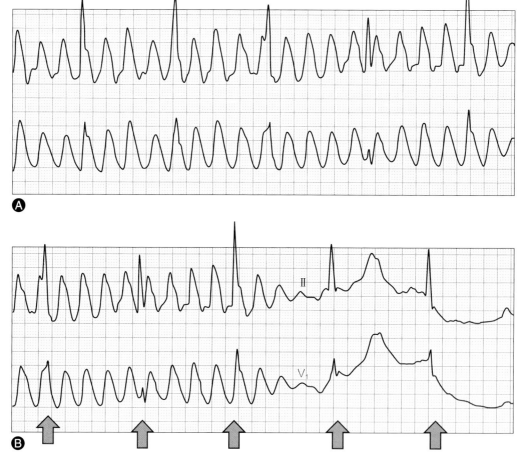

▲ 图 4-5　A."刷牙相关性心动过速"是最常见的遥测报警原因；B.当患者停止刷牙后，自身 QRS 波群清楚显示（箭）

第二篇　心律失常

Cardiac Rhythms and Cardiac Dysrhythmias

第 5 章　心率正常的心律失常

Cardiac Rhythms with Normal Rates

Korin B. Hudson　William J. Brady　著

朱红玲　邓小艳　杨晓云　译

本章总结心率在 60～100 次 / 分的非窦性心律的心律失常。这些心律失常在临床常见，经常引起患者相应的症状和体征。

通过单导联、多导联或 12 导联模式记录心电图，我们可以明确患者的具体病因（如胸痛或呼吸短促），并提供常规评估和监测。

成人心率正常值为 60～100 次 / 分，儿童在特定年龄范围内心率不同（表 5-1）。心率正常不能排除严重的潜在疾病。某些心率正常的心电图也可以给临床提供诊断依据，例如，12 导联心电图显示正常的窦性心律伴 ST 段抬高提示 ST 段抬高型心肌梗死，单导联心电图记录显示心率范围正常的心房颤动。不过，心率正常并不能给临床提供明确的病因诊断。

正常窦性心律最常见。其诊断基于心率、P 波形态、PR 间期、QRS 波群、P 波与 QRS 波群的关系及 QRS 波群的特点（图 5-1）。成人的正常心率在 60～100 次 / 分，儿童呈现出与年龄相关的心率范围。P 波规律出现，在肢体导联 Ⅰ、Ⅱ 和 Ⅲ 中直立。PR 间期为 0.12～0.20s，QRS 波群 < 0.12s。每个 P 波都有与之相对应的 QRS 波群，每个 QRS 波群之前都有对应 P 波。PP 和 RR 间期恒定。需要强调的是，正常窦性心律既不能证实也

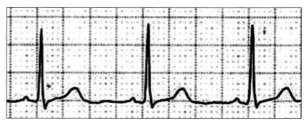

▲ 图 5-1　正常窦性心律

不能排除任何急性病程或损伤。

窦性心律不齐具有正常窦性心律的所有特征，P 波和 QRS 波群正常，但 PP 间期和 RR 间期不同（图 5-2）。这种变化通常由胸腔压力的变化引起，并可体现在呼吸周期中，多见于青少年，一般无临床意义。

心房颤动的心室率多不规则。其机制可能为心房中的多个异位节律点快速连续放电产生"电活动紊乱"。心房率可达 600 次 / 分，心电图表现为正常 P 波消失。心房的电活动紊乱在心电图上表现为颤动波（f 波）。

房室结只允许单位时间内一定数量的心房脉冲下传心室，从而保护心室不受过快心室率的影响。心房脉冲的这种不规则下传，心电图表现为不规则的 QRS 波群，RR 间期不等。除非患者有潜在的传导系统异常，否则心房颤动的 QRS 时限正常（< 0.12s）。心房颤动的典型特点是 P 波消失、RR 间期不规则和 QRS 波群不规则（图 5-3）。

心室率超过 100 次 / 分的心房颤动被称为快心室率心房颤动（rapid ventricular response，RVR）。在传导系统疾病或者使用降低心室率或减慢房室结传导药物（如 β 受体阻滞药和钙通道阻滞药）的情况下，心室率可低于 60 次 / 分，这种心房颤动称为慢心室率心房颤动。心室率在 60～100 次 /

表 5-1　儿童正常心率范围

年　龄	正常心率（次 / 分）
< 12 月龄	100～170
1—2 岁	90～150
2—5 岁	80～140
6—12 岁	70～110
> 12 岁	60～100

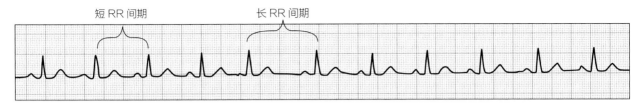

▲ 图 5-2　窦性心律不齐，P 波、QRS 波群、T 波正常，RR 间期不等

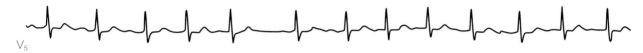

▲ 图 5-3　心房颤动，P 波消失，RR 间期不等，QRS 波群不规则，平均心室率正常，称之为心室率正常的心房颤动

分的心房颤动称为正常心室率心房颤动。心室率正常心房颤动的临床和管理问题见框 5-1。

框 5-1　心室率正常心房颤动的临床特征	
心室率正常的心房颤动临床特征 • 胸部不适 • 呼吸急促 • 虚弱 / 头晕 • 肺水肿 • 低血压 心房颤动患者无法耐受的 2 个常见原因 • 心室率过快导致急性失代偿 • 心房失去协调一致的收缩，心排血量降低，慢性失代偿	心室率正常的心房颤动 • 很少引起急性失代偿（低血压 / 肺水肿） • 很少需要紧急治疗 心房颤动可导致亚急性或慢性失代偿，从而产生一系列临床症状（虚弱 / 呼吸困难）

　　心房扑动是另一种常见的房性心律失常。大多为规则性和阵发性，少数为持续性。与心房颤动中的心房电活动紊乱不同，它多由单个异位节律点快速放电产生。其心电图表现为连续、规则的锯齿状扑动波，频率为 250～350 次 / 分（图 5-4）。这些"锯齿"波常见于下壁导联（Ⅱ、Ⅲ 和 aVF 导联）。

　　与心房颤动一样，心房扑动时，心室率也由房室结（atrioventricular node，AVN）决定。仅一定数量的电脉冲能通过房室结下传产生 QRS 波群。房室传导可呈不同比例，常见的比率为 4 : 1、3 : 1 或 2 : 1。扑动波相对规则，假设扑动波与 QRS 波群同时发生，房室传导比例由 QRS 波群之间的扑动波数加 1 来定义。这一数值一直处在变化中，表现为 RR 间期不等（图 5-5）。心房颤动和心房扑动也可出现在同一节律条图中。这可能由不同异位心房激动点相互竞争引起，心房颤动和心房扑动的特征均得以显现，并导致心室律不规则（图 5-6）。

　　下文定义和描述了其他几种心律失常，部分也可表现为心率正常。在后续章节中，我们将定义和描述这些心律失常，并详细讨论它们在不同心率范围内的特点。

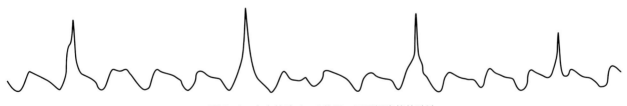

▲ 图 5-4　心房扑动 4 : 1 传导，可见锯齿状扑动波

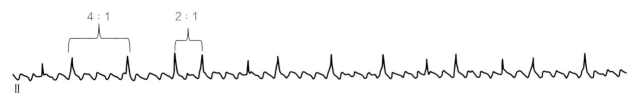

▲ 图 5-5　房室传导比例不固定（2 : 1 至 4 : 1 下传）的心房扑动

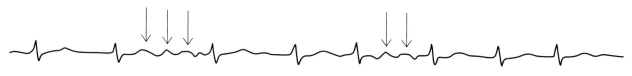

▲ 图 5-6　心房扑动 / 心房颤动，RR 间期不规则，部分时间段可见扑动波和 QRS 波群

拓展阅读

［1］　Brady, W. and Truwit, J.（2009）. *Critical Decisions in Emergency Medicine and Acute Care Electrocardiography*. Oxford, UK: Blackwell Publishing Ltd.

［2］　Chan, T., Brady, W.J., Harrigan, R.A. et al.（2005）. *ECG in Emergency Medicine and Acute Care*. Philadelphia: Elsevier Inc.

第6章 窄QRS波群心动过速
Narrow QRS Complex Tachycardia

Courtney B. Saunders　Jeffrey D. Ferguson　**著**

刘　波　邓小艳　杨晓云　**译**

正常电活动起始于窦房结，通过房室结、希氏束、左右束支、浦肯野纤维的传导顺序，最后兴奋心室。在体表心电图上，正常QRS时限小于0.12s。满足以下两个条件则该心律被定义为窄QRS波群心动过速（narrow complex tachycardia，NCT），即心室率超过100次/分且QRS时限小于0.12s。此标准仅适用于成人。对于儿童，因其心率和QRS时限与年龄相关，所以会使用与年龄相应的标准来诊断窄QRS波群心动过速。

窄QRS波群心动过速进一步分为心室律规则和不规则两种。心室律规则的窄QRS波群心动过速具有一致的RR间期，包括窦性心动过速、房性心动过速、交界性心动过速、房室传导比率固定的心房扑动及阵发性室上性心动过速（paroxysmal supraventricular tachycardia，PSVT）。RR间期不规则的心动过速被定义为不规则的窄QRS波群心动过速，包括心房颤动、房室传导比率不固定的心房扑动，以及多源性房性心动过速（multifocal atrial tachycardia，MAT）。大致一致、规则的RR间期，但偶尔出现不规则心搏，很可能是某种规则性心律伴有偶发的异位激动。图6-1显示如何利用RR间期来确定心室律的规则性。

图6-2显示了窄QRS波群心动过速的诊断流程，该流程基于RR间期是否规则，以及是否存在异位激动。在大多数情况下，掌握好一定的心脏传导系统知识并仔细地寻找P波，都能准确识别心律。当窄QRS波群心动过速合并束支传导阻滞时，心电图表现为宽QRS波群心动过速。

一、规则性窄QRS波群心动过速

窦性心动过速（sinus tachycardia，ST）是最常见的窄QRS波群心动过速。它起源于窦房结，频率高于100次/分（图6-3）。幼儿中窦性心动过速的频率更高，但在青少年和成人中频率很少超过200次/分。窦性心动过速时激动从正常的心脏传导系统进行传导。心电图表现为正常P波、QRS波群和RR间期。此时ST-T改变认为是窦性心律频率增快引起的对应改变；有关窦性心动过速的更多细节，见框6-1。

房性心动过速用于描述起源于心房肌但在窦房结之外且心率超过100次/分的心律失常。它可以是阵发性的，也可以是持续性的。原因有多种，

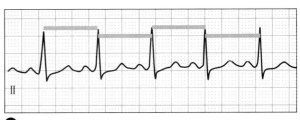

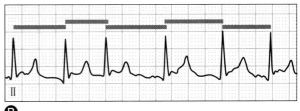

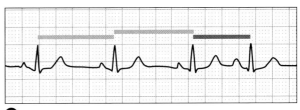

▲ 图6-1　利用RR间期确定心律的规则性

A. 窦性心动过速，RR间期一致且规则；B. 心房颤动，RR间期不规则；C. 正常窦性心律（NSR）伴有房性期前收缩（PAC），PAC会增加NSR的频率，从而表现为心动过速

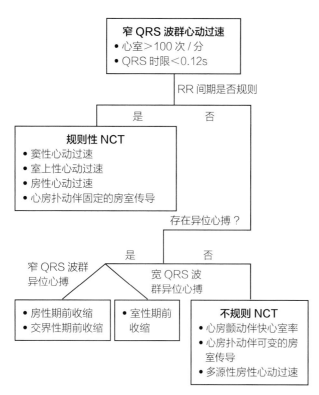

▲ 图6-2 窄 QRS 波群心动过速（NCT）的诊断流程

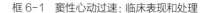

框 6-1　窦性心动过速：临床表现和处理

窦性心动过速很少是原发性心律失常，它常常是潜在病灶引起的反应性节律

- 低血容量
- 低氧血症
- 发热
- 疼痛
- 焦虑
- 药物 / 化学药剂药理反应

可能出现的症状包括以下几种

- 心悸
- 呼吸急促
- 胸闷

症状多与基础疾病相关，一般不由心律失常引起

明确潜在病因，并给予对症处理疗（如氧疗、静脉用药、解热药、镇痛等）

如折返机制或药物相关的不良反应。房性心动过速还可进一步分为单源性和多源性，这取决于引起房性心动过速的心房肌内病灶的数量。房性心动过速可产生不规则心律，后文将与不规则性窄 QRS 波群心动过速一起讨论。

单源性房性心动过速由同一心房异位病灶至少连续 3 次发放电激动导致，心房率为 100～240 次 / 分。房性心动过速有突发突止的特点，常间歇发作，如果没有长时程记录，很难捕捉。根据异位心房病灶的位置，心电图表现为直立或倒置的异位 P 波。这些 P 波可位于 QRS 波群之前，或隐藏

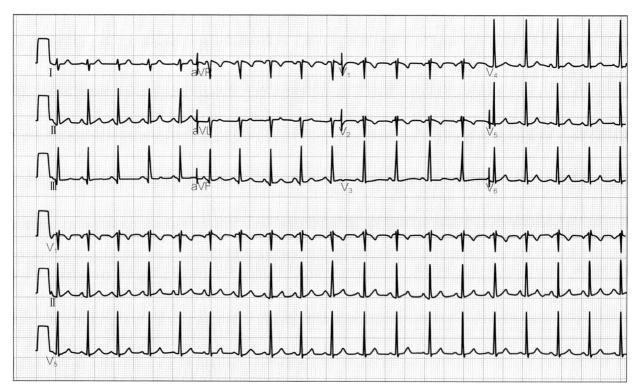

▲ 图 6-3　窦性心动过速

在 QRS 波群中，或紧跟在 QRS 波群之后。与心律失常相关的症状也呈突发性和间歇性。

房性心动过速时，房室传导比通常为 1∶1。当心率低于 160 次 / 分时，房性心动过速与窦性心动过速难以区分。当房室之间存在传导延迟时，心房率快于心室率。房性心动过速传导比例可能一致（图 6-4），也可能不一致（图 6-5）。存在房室传导延迟的单源性房性心动过速有时很难与心房扑动相鉴别。单源性房性心动过速具有清晰的 P 波，P 波之间具有明显的等电位线，而不是心房扑动特有的锯齿波。

室上性心动过速是指起源于希氏束及希氏束以上来源的各种窄 QRS 波群心动过速，如起源于窦房结、心房、房室结或希氏束。虽然阵发性室

上性心动过速包括上述各种窄 QRS 波群心动过速，但狭义的阵发性室上性心动过速只包括房室结内折返性心动过速（atrioventricular nodal re-entrant tachycardia，AVNRT）和房室折返性心动过速（atrioventricular re-entrant tachycardia，AVRT）。

AVNRT 和 AVRT 依赖于房室结及其周围的两条传导路径，这些路径可以顺传（从心房到心室），也可以逆传（从心室反向传至心房）。这些路径形成一个"折返环"，电冲动以循环的方式进行，使心房和心室快速除极。这些电冲动绕过了常规的传导路径，没有典型的不应期。因房室结作为折返环的一部分，故被称为房室结依赖性。AVNRT 存在一条"微折返环"，其前传和逆传路径均位于房室结内，而 AVRT 则存在一条"大折

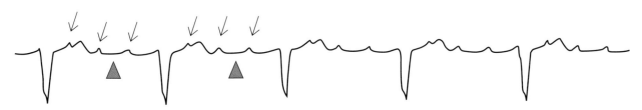

▲ 图 6-4　房性心动过速
P 波（箭）表示快速的心房节律，P 波呈 4∶1 下传心室。与心房扑动不同，房性心动过速的 P 波之间存在等电位线

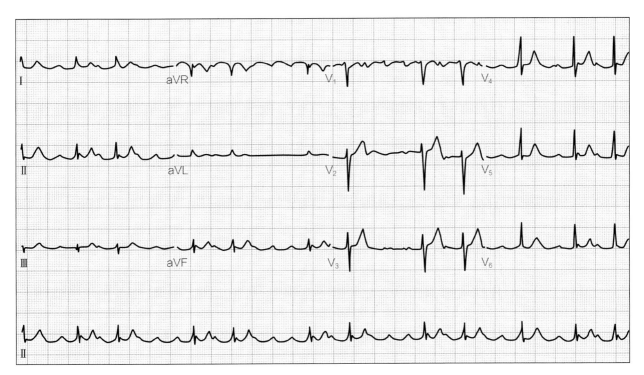

▲ 图 6-5　房性心动过速呈不同房室比例下传
相同、规则的 P 波表明心房存在单一起源点，心房率为 200 次 / 分。不同房室比例下传致心室率不规则，为 70 次 / 分（经 John Wiley & Sons 许可转载，引自 Mattu and Brady, 2003.）

返环",一条位于房室结内,另一条位于房室旁路;AVRT 最常见于预激综合征的患者,将在第 21 章详细讨论。

在 AVNRT(框 6-2)中,心房激动通过前传路径传导至心室,与此同时,激动通过逆行路径传导至心房,所有这些都发生在房室结内。这种折返环路传播的激动导致心房和心室几乎同时快速去极化。AVNRT 的心率通常为 130～250 次 / 分,在没有异常传导或束支传导阻滞的情况下,表现为窄 QRS 波群。由于心房和心室同时发生除极,通常无法识别 P 波。P 波常常被 QRS 波群掩盖。图 6-6 显示了 AVNRT 的 2 个示例。

AVRT 不如 AVNRT 常见,但它也需要房室之间存在一条解剖路径使电冲动绕过房室结,此路径被称为房室旁路。这个房室旁路没有房室结的延缓传导表现,激动在通过房室结正常传导之前就通过旁路开始传导。心电图上可见 QRS 波群起始部有 δ 波。这种现象被称为预激综合征。

Wolff-Parkinson-White(WPW)综合征是最经典的预激综合征,也是 AVRT 的典型例子。由 WPW 综合征引起的心动过速通过房室旁路和房室结形成折返环,形成顺向型或逆向型心动过速。在顺向型心动过速中,前向传导通过房室结从心房传导至心室,然后冲动以逆行方式通过房室旁路从心室传导至心房。在逆向型心动过速中,从心房到心室的冲动通过房室旁路传导,然后冲动通过房室结从心室逆向传导至心房。图 6-7 展示了顺向和逆向的传导途径。

在大多数 WPW 综合征情况下,源于窦房结或心房肌的冲动以顺向方式下传,冲动通过房室结沿正常传导路径下传,产生窄 QRS 波群;以逆向方式沿房室旁路向上传导并激动心房,周而复始再次激动房室结。这个折返环路(图 6-7A)持续快速进行,表现为规则的窄 QRS 波群心动过速(图 6-8A)。

与 WPW 相关的逆向型心动过速中,传导路径相反。激动首先通过房室旁路激动心室。由于

框 6-2 房室结内折返性心动过速:临床表现和处理

房室结内折返性心动过速(AVNRT)多见于无明显器质性心脏病的儿童及青少年,典型症状包括以下几种
- 心悸
- 呼吸急促
- 多汗
- 头晕或眩晕
- 胸痛或不适

AVNRT 突发突止,经常自行终止
治疗方法包括以下几种
- 刺激迷走神经
- 腺苷
- β 受体阻滞药
- 钙拮抗药
- 同步直流心脏电复律

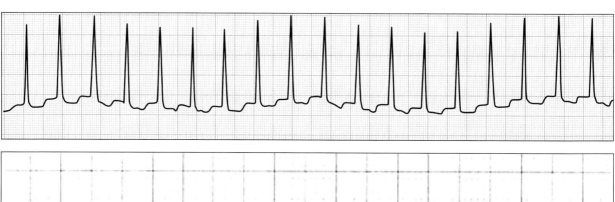

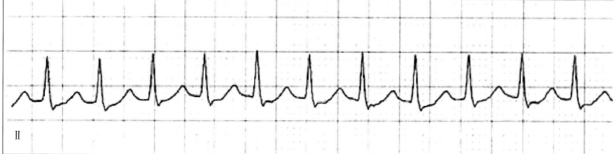

▲ 图 6-6　房室结内折返性室上性心动过速(也称为阵发性室上性心动过速)2 例

绕过希氏束,QRS 波群增宽（图 6-7B 和图 6-8B），之后通过房室结以逆向方式传导到心房，然后再次通过旁路下传，形成折返环。当旁路的不应期短于房室结不应期时，就会发生逆行传导。

心房扑动（图 6-9）的特征是单个心房异位节律点快速、规则地发放激动，心房率为 240～340 次 / 分。儿童的心房率可能较快，服用减慢心室率药物的患者或心房扩大的患者则心房率较慢。心房扑动波呈锯齿状，在 V₁ 导联中最明显。

由于存在不应期，仅一定数量的传导脉冲能通过房室结正常传导路径下传产生 QRS 波群，心电图上表现为窄 QRS 波群（假设患者没有潜在的室内传导异常）。扑动波可与 T 波叠加使 T 波显示不明显。如果明显,T 波可能会改变扑动波的形态。

心房扑动一般用房室传导比例来描述，以恒定比例下传，则 RR 间期规则；以不同的房室比例下传则导致快速、不规则的窄 QRS 波群，称为不同房室比例下传的心房扑动。这个比例可通过 QRS 波群之间出现的扑动波数量来描述。2∶1 和 3∶1 的传导比例最为常见，4∶1 或更高的比例提示患者正在服用房室结阻滞药物或存在潜在的传导障碍。

很少有可能发生 1∶1 的房室传导，导致心室率约为 300 次 / 分，在存在心室传导异常的情况下，广泛的 QRS 波群可能难以与室性心动过速区分。Valsalva 动作或给予房室结阻滞药可显示扑动波，在心室传导速度较快的情况下，容易判断节律。然而，在广泛复杂性心动过速时，应谨慎使用房

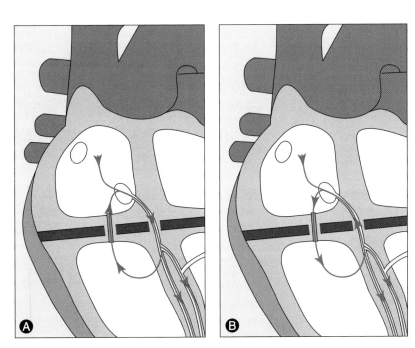

▲ 图 6-7　顺向型（A）和逆向型（B）房室折返性心动过速的机制
（经 John Wiley & Sons Ltd. 许可转载，引自 Morris et al., ABC of Clinical Electrocardiography, Second Edition, 2008.）

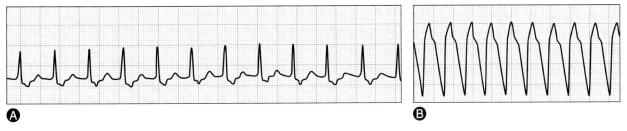

▲ 图 6-8　WPW 折返性心动过速
A. 顺向型房室折返性心动过速，P 波清晰可见，为逆行 P 波，位于 QRS 波群后；B. 逆向型房室折返性心动过速表现为 QRS 波群增宽（经 John Wiley & Sons Ltd. 许可转载，引自 Morris et al., ABC of Clinical Electrocardiography, Second Edition, 2008.）

室结阻滞药。

二、不规则性窄 QRS 波群心动过速

心房颤动（图 6-10）是急诊和住院患者最常见的心律失常。心房颤动的电冲动起源于多个独立于窦房结的心房异位节律点。这些异位节律点能以 600 次 / 分的速度去极化产生电激动，心电图上表现为不规则的颤动波，这表明心房有不规则、混乱的电活动。颤动波常在 V₁、V₂、Ⅱ、Ⅲ 和 aVF 导联上最明显。心律以正常方式通过房室结和希氏束 - 浦肯野系统下传，则产生窄 QRS 波群，并伴有不规则的 RR 间期。

心房颤动通常表现为不规则的心室律，因为其向心室的传导受到房室结不应期的影响。心室率不固定，在 100～180 次 / 分。当心室率超过 150 次 / 分时，心房颤动难以与其他窄 QRS 波群心动过速相鉴别。通过测量 RR 间期，心室律不规则可以提供参考。心房颤动和心房扑动的一些常见原因见图 6-11。

多源性房性心动过速是一种以具有 3 种或 3 种以上不同形态的 P 波为特征的心律失常（图 6-12）。这些 P 波产生于心房内异位病灶，无主导起搏点，具有多种形态，PR 间期和 PP 间期也各不相同。心房冲动通过正常的传导路径下传至心室，形成窄 QRS 波群，心室率常大于 100 次 / 分。有关多源性房性心动过速的更多信息见框 6-3。

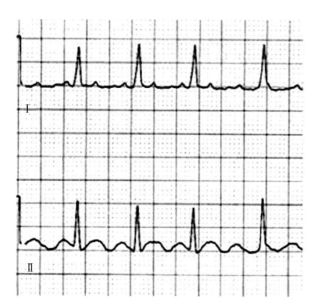

▲ 图 6-9　心房扑动，Ⅰ导联中可以看到明显的 P 波，Ⅱ导联表现为特征性的锯齿状波形

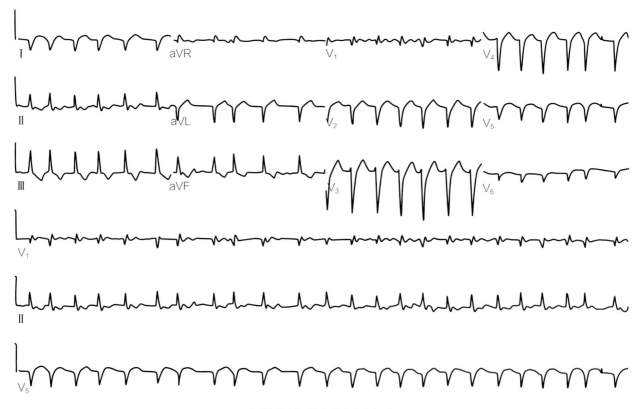

▲ 图 6-10　快心室率心房颤动

- 高血压
- 冠状动脉旁路移植术后（30%）
- 二尖瓣疾病
- 器质性心脏病
- 心肌梗死
- 甲状腺功能亢进
- 肺栓塞
- 房间隔缺损
- WPW 综合征
- 病态窦房结综合征
- 酒精
- 慢性肺病
- 缺氧

▲ 图 6-11 心房颤动和心房扑动的常见原因

很难区分多源性房性心动过速、窦性心动过速伴多源性房性期前收缩（premature atrial contractions，PAC）、心房颤动和心房扑动。很多情况下，长时程单导联或多导联心电图有助于识别心律。伴有多源性房性期前收缩的窦性心动过速存在主导起搏点（窦房结），并具有稳定的 P 波形态，但多源性房性心动过速没有主导起搏点，其 P 波会有多种形态。此外，多源性房性心动过速表现为清晰的 P 波和等电位线，而心房颤动和心房扑动则没有这种等电位线和明确的 P 波。

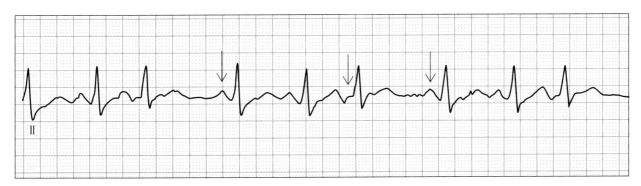

▲ 图 6-12 多源性房性心动过速，注意多种 P 波形态（箭）和明显的等电位线

框 6-3 多源性房性心动过速：临床表现和处理	
• 导致多源性房性心动过速的常见原因包括以下几种 ○ 慢性阻塞性肺病（急性加重期） ○ 肺炎 ○ 缺氧 ○ 发热 ○ 氨茶碱和 β 受体激动药 ○ 急性心力衰竭（充血性心力衰竭急性加重 / 肺水肿） ○ 肺源性心脏病（右心衰竭）	○ 伴有急性发作的其他器质性心脏病 ○ 术后 ○ 败血症 • 临床症状可能与潜在病因直接相关，也可能无关 • 治疗方法包括找出潜在病因并采取适当的治疗措施 • 许多导致多源性房性心动过速的原因起源于肺部，因此通常的治疗策略是"关注肺部"

拓展阅读

［1］ Fox, D.J., Wolfram, S., Desourza, I.S. et al. (2008). Supraventricular tachycardia: diagnosis and management. Mayo Clinic Proc. 83 (12): 1400–1411.

［2］ Mattu, A. and Brady, W.J. (2003). ECGs for the Emergency Physician 1. London, UK: Blackwell Publishing.

［3］ Morris, F., Brady, W.J., and Camm, J. (2008). ABC of Clinical Electrocardiography, Second edition. London, UK: BMJ Books.

第 7 章 宽 QRS 波群心动过速

Wide QRS Complex Tachycardia

Michael Levy　Francis X. Nolan Jr　**著**

雷 蕾　杨晓云　**译**

窦房结产生脉冲，经心房和房室结传导后，再经希氏束 – 浦肯野纤维组织传导，最后使心室快速除极。体表心电图表现为正常（窄）QRS波群，QRS 时限小于 0.12s。若 QRS 时限大于 0.12s，并且心室率大于 100 次 / 分，称之为宽 QRS 波群心动过速。儿童的心率和 QRS 时限随年龄而变化，因此，儿童可能出现 QRS 时限小于 0.12s 的"宽"QRS 波群心动过速（包括室性心动过速）。

宽 QRS 波群心动过速（框 7-1）可起源于心房、房室结或心室任何部位。室上性宽 QRS 波群心动过速起源于心室以上，包括窦房结、心房或房室结的病灶，主要由心室内异常传导引起。室性宽 QRS 波群心动过速起源于心室传导系统、心室肌或起搏器，主要由低位兴奋点产生电激动，经心室肌缓慢传导，导致 QRS 波群增宽。

一、单形性和多形性室性心动过速

宽 QRS 波群心动过速最常见病因是室上性心动过速伴室内差异性传导，室性心动过速是最严重的宽 QRS 波群心动过速心律失常。室性心动过速的定义为连续出现 3 个及以上异常心室搏动，并且频率大于 100 次 / 分，通常小于 200 次 / 分。室性心动过速心电图通常表现为 QRS 波群增宽（> 0.12s）和大部分情况下规则的 RR 间期。在室性心动过速开始或结束时，可见室性融合波（框 7-2）。

框 7-1 宽 QRS 波群心动过速	
• 宽 QRS 波群心动过速的鉴别诊断包括室上性心动过速伴室内差异性传导和室性心动过速 • 与室性心动过速相关的临床特征 　○ 年龄大于 50 岁 　○ 严重充血性心力衰竭病史 　○ 既往心肌梗死病史 • 没有与室上性心动过速伴室内差异性传导一致的临床特征	• 心电图有时无法明确诊断 • 患者病情是否稳定与最终诊断无关 • 管理基于患者临床表现和心电图诊断

框 7-2 室性心动过速	
室性心动过速的临床表现 • 心搏骤停（如无脉搏、呼吸暂停和无反应性） • 胸痛 • 呼吸急促 • 虚弱 / 头晕 • 精神状态改变 • 低血压 / 休克 • 肺水肿 室性心动过速的原因 • 急性冠脉综合征 / 急性心肌梗死 • 慢性 / 既往缺血性心脏病	• 中至重度慢性充血性心力衰竭（左心室功能不全） • 心肌病 • 药物中毒 • 电解质异常 管理基于患者的临床表现 • 心搏骤停：电除颤、心肺脑复苏 • 休克 / 终末器官低灌注：同步电复律 • 无休克症状：电复律、对症处理

室性心动过速形态有单形性和多形性两大类。单形性 VT 源于单个心室异位起搏点，而多形性 VT 源于多个心室异位起搏点。单形性 VT 更为常见，心电图表现为形态单一的 QRS 波群（图 7-1）。多形性 VT 的异常 QRS 波群形态多变，这与多个心室异位起搏点有关（图 7-2）。尖端扭转型室性心动过速是一种特殊类型的多形性室性心动过速，多见于 QT 间期延长的患者（图 7-3）。

室性心动过速和室上性心动过速伴差异性传导的鉴别要点如下：房室分离、心室夺获和室性融合波。若出现以上特征性心电图表现，则提示为室性心动过速，而非室上性心动过速伴差异性传导。很遗憾，这些心电图征象在节律条图和 12

导联心电图上并非总是很明显地表现出来；临床医生应该仔细检查标准 12 导联心电图和记录时间较长的单导联节律条图，以确定它们是否存在于宽 QRS 波群心动过速（wide complex tachycardia，WCT）中。

①房室分离：室性心动过速发生时，心室除极产生 QRS 波群，窦房结发放电激动正常兴奋心房产生 P 波，但经房室结下传因不应期受阻，故出现分离状态的 P 波和 QRS 波群，P 波和 QRS 波群无固定关系。多数情况下 P 波不可见，多被宽 QRS 波群掩盖（图 7-4）。

②心室夺获和融合波：心室夺获是室性心动过速发生时，室上性激动若在房室结和希氏束 - 浦肯野纤维不应期外，可正常下传到达心室并除极。心电图表现为多个异常宽 QRS 波群间出现一个正常形态的 QRS 波群，即为室上性激动下传心室。室性融合波存在时，室上性激动和室性激动同时发生，可形成融合，QRS 波群形态介于室上性和室性 QRS 波群之间，体表心电图表现为两个不同的心室除极融合成一个 QRS 波群（图 7-5）。

当室上性和心室来源的冲动同时通过房室传导时，产生室性复合波（图 7-6）。这种征象被称为融合波，因为它是两个单独的心室除极波融合后合并成的一个单一复合波，如体表心电图记录所示（图 7-6）。

宽 QRS 波群心动过速形态具有显著不规则性多提示起源于室上性，特别是伴有室内差异传导的心房颤动。QRS 波群形态绝对规则也不能明确是室性心动过速。我们可以通过心室率和 QRS 波群（时限、电轴和形态）来帮助诊断。所有这些鉴别方法均不能绝对地判定或排除 VT，此外，它们的使用也很复杂。

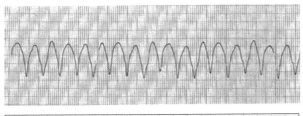

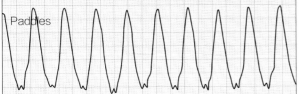

▲ 图 7-1　单形性室性心动过速，QRS 波群形态单一，心室率规则

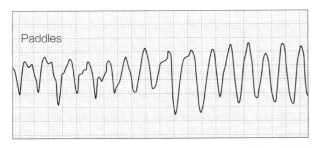

▲ 图 7-2　多形性室性心动过速，QRS 波群形态多变，心室率不规则

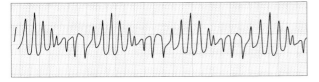

▲ 图 7-3　尖端扭转型室性心动过速，QRS 波群不断扭转其主波方向

二、心室颤动

心室颤动（ventricular fibrillation，VF）表示心室内的心电紊乱。在 VF 中，由于多源性局部兴奋，心室系统的传导变得完全紊乱。体表心电图表现为 QRS-T 消失，出现大小不等、极不匀齐的波。根据振幅高低，分为粗颤和细颤，高振幅称为粗颤，低振幅称为细颤（图 7-7）。统计学上显示，大多数心搏骤停患者成功复苏。

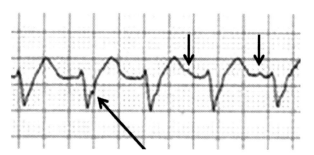

▲ 图 7-4　房室分离的单形性室性心动过速

短箭示 P 波，长箭示宽 QRS 波群掩盖的 P 波（经 John Wiley and Sons Ltd 许可转载，引自 Brady WJ & Truwit J, Critical Decisions in Emergency & Acute Care Electrocardiography, 2009.）

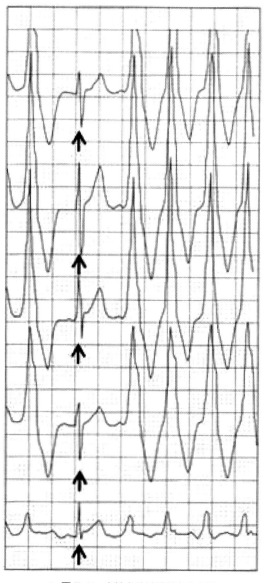

▲ 图 7-5　室性心动过速伴心室夺获

第二个 QRS 波群（箭）与其他 QRS 波群不同。这种窄 QRS 波群即心室夺获，可明确诊断为室性心动过速（经 John Wiley and Sons Ltd 许可转载，引自 Brady WJ & Truwit J, Critical Decisions in Emergency & Acute Care Electrocardiography, 2009.）

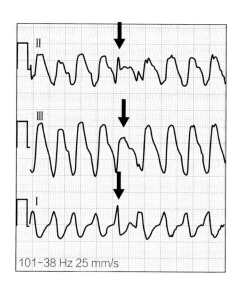

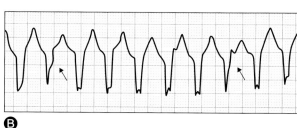

▲ 图 7-6　室性心动过速伴室性融合波

箭示宽 QRS 波群（图 B 经 John Wiley and Sons Ltd 许可转载，引自 Brady WJ & Truwit J, Critical Decisions in Emergency & Acute Care Electrocardiography, 2009.）

三、室上性心动过速伴室内差异性传导

如第 6 章所述，室上性心动过速常表现为窄 QRS 波群（<0.12s），若出现室内传导异常，室上性节律表现出宽 QRS 波群图形。宽 QRS 波群形成的原因为：①本身存在束支传导阻滞；②频率依赖性束支传导阻滞（快心室率导致心室传导延缓）；③代谢相关的束支传导阻滞（如高血钾、钠通道阻滞药）。室上性宽 QRS 波群心动过速包括窦性心动过速、房性心动过速、心房颤动和阵发性室上性心动过速合并室内差异性传导。

最常见的宽 QRS 群的机制是本身存在束支传导阻滞。虽然 SVT 伴束支传导阻滞的患者会表现为 WCT，但室上性心动过速将保留原有心律的某些特征（图 7-8 和图 7-9）。第二个最常见的机制涉及频率依赖性束支传导阻滞。这种类型的室内传导阻滞在正常心率或心率稍增快时并不明显；相反，它只发生在较快频率情况下，其中一侧束支去极化速度变慢时，这种延迟的复极化将使较慢

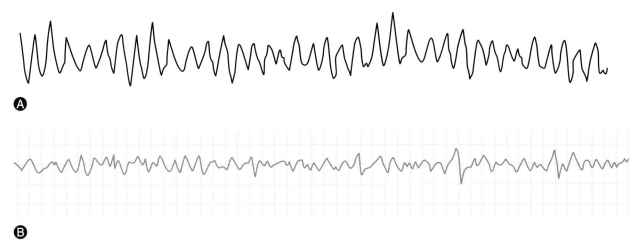

▲ 图 7-7　心室颤动

A. 粗颤，波形振幅高且多变。这种形式的心室颤动（VF）可能与多源性室性心动过速混淆。在这两种情况下，患者均无脉，均需要电除颤。这种形式的 VF 往往发生在心搏骤停的早期。B. 细颤，波形振幅明显减低

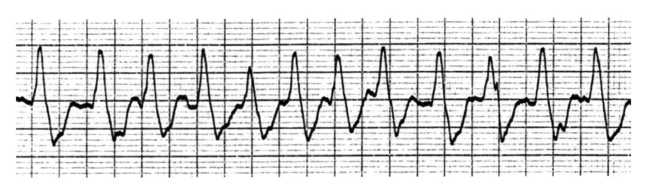

▲ 图 7-8　固定束支传导阻滞所致室上性心动过速伴室内差异性传导，心房颤动合并束支传导阻滞

的束支在随后的节律中难以正常传导，缓慢传导并导致 QRS 波群增宽（图 7-9）。在无束支传导阻滞病史的患者中，这种心率依赖性束支传导阻滞也可能表现为宽 QRS 波群心动过速。

　　宽 QRS 波群不常见的原因为代谢或药物对心室内传导的不良影响（图 7-10）。电解质紊乱（如高钾血症）或药物（如三环类抗抑郁药）会改变传导系统功能，减缓传导，从而产生宽 QRS 波群心动过速。

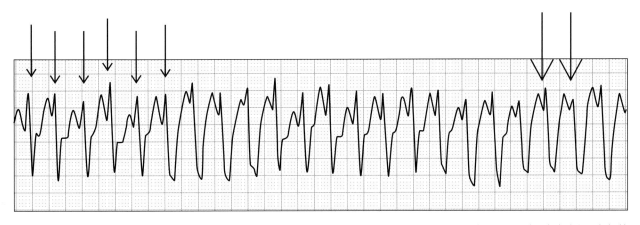

▲ 图 7-9　室上性心动过速伴频率依赖性束支传导阻滞引起的室内差异性传导，室内差异性传导程度不同，则波形存在变化，包括较窄的 QRS 波群（小箭）和逐渐变宽的 QRS 波群（长箭）

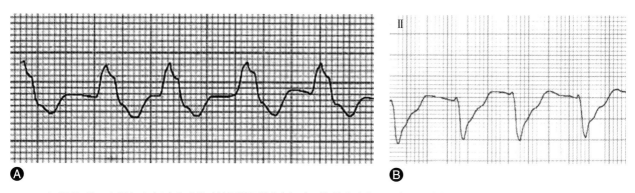

▲ 图 7-10　高钾血症（A）和药物（钠通道阻滞药）（B）引起的室内传导异常，导致室上性心动过速伴室内差异性传导

拓展阅读

[1]　Brady, W. and Truwit, J. (2009). *Critical Decisions in Emergency* *& Acute Care Electrocardiography.* Oxford, UK: Wiley.

第 8 章　心动过缓
Bradycardia

Korin B. Hudson　J. Aidan Boswick　William J. Brady　**著**

孙伊楠　杨晓云　**译**

心动过缓是临床中常见的症状之一，指心率低于正常或特定患者的预测心率。对于成人而言，心动过缓通常指心率低于 60 次 / 分。儿童的正常心率与年龄相关。

正确诊断心动过缓对于了解心律失常的临床意义和选择适当的治疗方案至关重要（框 8-1 和框 8-2）。心动过缓的病因分为内在和外在病因（表 8-1）。内在病因主要源于传导系统疾病；外在病因主要源于传导系统以外的疾病，最常见的疾病是冠状动脉缺血、呼吸系统疾病、代谢异常和中毒等。在本章中，我们将讨论以下几种心动过缓的心电图特征：窦性心动过缓、窦性心律不齐、窦房（sinoatrial，SA）传导阻滞、窦性停搏、交界性心律、室性自主心律、窦室传导和慢心室率心房颤动。房室（atrioventricular，AV）传导阻滞的心室率通常也低于 60 次 / 分，我们会在第 9 章中进行讨论。

一、窦性心动过缓

窦性心动过缓是起源于窦房结的规律节律，并且心率在成人中低于 60 次 / 分或在儿童中低于儿童正常心率的下限。

窦性心动过缓可进一步分为规则型和不规则型。规则型窦性心动过缓定义为心率低于 60 次 / 分的窦性心律（图 8-1）。这种节律是由窦房结产生的，并通过正常的传导路径进行传导。本质上，

框 8-1　心动过缓的临床表现	
心动过缓表现	**与心动过缓相关的特征**
• 偶然发现或与患者的主诉直接相关	• 低血压 / 休克
• 相对心动过缓：低血压伴正常心率而非代偿性心动过速	• 肺水肿
• 一种正常的变异，尤其是在年轻的耐力型运动员中	• 精神状态改变
与心动过缓相关的症状	心动过缓的病因：可分为内在病因（原发性病因）和外在病因（继发性病因）（表 8-1）
• 乏力 / 运动耐量降低	• 内在病因：传导系统病变，通常是慢性的，也与年龄有关
• 头晕 / 眩晕	• 外在病因：传导系统之外的病因，最常见的原因是急性 ST 段抬高型心肌梗死
• 晕厥 / 晕厥先兆	
• 胸痛	
• 呼吸急促	
• 感觉不适	

框 8-2　心动过缓的治疗
治疗基于心律本身和根本病因
基于心律的治疗
• 变时性药物：阿托品、胰高血糖素、肾上腺素
• 体外起搏器：永久起搏器、临时起搏器
治疗包括吸氧、静脉给药和针对根本病因的治疗（急性冠脉综合征、代谢异常、中毒等）。一般来说，窦性心动过缓治疗效果优于交界性心动过缓，交界性心动过缓治疗效果优于室性心动过缓

表 8-1 心动过缓的病因

• 特发性 / 退行性疾病（年龄相关）
• 心肌病
• 冠状动脉疾病
   ○ 梗死 / 缺血
• 感染性疾病
   ○ 心包炎 / 心肌炎 / 心内膜炎
   ○ Lyme 病
   ○ Chagas 病
• 浸润性疾病
   ○ 淀粉样变
   ○ 结节病
   ○ 血色素沉着病
• 自身免疫病
   ○ 狼疮
   ○ 硬皮病
   ○ 类风湿关节炎
• 医源性
   ○ 放射相关
   ○ 术后
     – 心脏移植
     – 瓣膜置换
     – 先天性心脏病的手术
• 强直性肌营养不良症
• 外伤
• 家族性
	• 自主性原因
	   ○ 迷走神经张力增加
	   ○ 颈动脉窦高敏
	   ○ 神经心源性晕厥
	• 急性心肌梗死
	• 药物
	   ○ 抗心律失常药物，Ⅰ类和Ⅲ类
	   ○ β 受体阻滞药
	   ○ 钙通道阻滞药
	   ○ 地高辛
	   ○ 可乐定
	   ○ 锂剂
	• 代谢
	   ○ 电解质紊乱（尤其是高钾血症）
	   ○ 酸中毒
	• 缺氧
	• 低温
	• 甲状腺功能减退症
	• 影响自主神经系统的神经系统疾病
	• 颅内压升高
	• 睡眠呼吸暂停

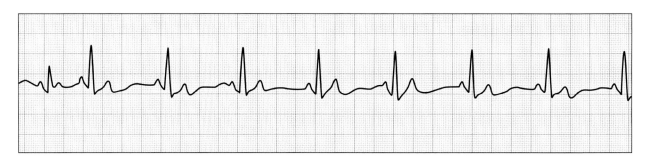

▲ 图 8-1 窦性心动过缓

成人患者窦性心率低于 60 次 / 分，儿童低于其正常心率的下限

窦性心动过缓指窦性心律的心率在成人中低于 60 次 / 分，或在儿童中低于儿童的正常值下限。根据定义，窦性心动过缓的 P 波形态正常，心电轴正常（或与患者的基础心电轴一致）。PR 间期恒定小于 0.2s，QRS 波群较窄（＜0.12s）。在每个 QRS 波群之前都有一个 P 波，在每个 P 波之后都有一个 QRS 波群。当心室内传导延缓时，QRS 时限会延长，节律规则，PP 间期和 RR 间期匀齐，窦性心动过缓有时可与房室传导阻滞并存。

不规则型窦性心动过缓包括窦性心律不齐、窦房传导阻滞和窦性停搏。窦性心律不齐（图 8-2）的心率可能低于 60 次，因此也可被归类为窦性心动过缓的一种。窦性心律不齐的节律由窦房结产生，通过正常的心脏传导路径传导。除节律不规律（PP 间期和 RR 间期不齐）之外，具有窦性心动过缓的基本特征。这种不规律通常是由于呼吸周期中胸腔内压力的差异或迷走神经的间歇性兴奋导致心率的心动周期产生变化。窦性心动过缓伴不齐见于健康的年轻患者，多是生理性的，除非临床表现提示存在失代偿。

窦房传导阻滞是由窦房结产生冲动，进入和通过心房时传导短暂受阻，可能会导致心搏之间出现长间歇。可下传冲动的形态和间期正常：正常、直立的 P 波，短 PR 间期（<0.2s），正常的窄 QRS 波群（<0.12s），正常的 T 波。然而，PP 间期和RR 间期可能会间歇性显著延长。窦房传导阻滞的病因有很多，包括正常的变异（如在年轻患者和耐力良好的运动员中）和迷走神经张力增加。

单独依据心电图可能无法区分窦性停搏、窦性静止（图 8-3）和窦房传导阻滞。在窦性停搏、窦性静止时，窦房结间歇性地无法产生冲动。可下传冲动的形态和间期同样正常，可见正常的 P 波、窄 QRS 波群和正常的 T 波，各个间期也在正常范围内。与窦房传导阻滞类似，窦房结不能产生冲动时，心搏之间则会出现长间歇。相较于窦性停搏，窦性静止具有更长的间歇。如果没有进一步电生理检查，有时可能无法区分窦房传导阻滞和窦性停搏，因为它们在体表心电图或单导联心电图上的表现基本相同。

二、交界性心律

交界性心律（图 8-4）被认为是一种逸搏心律，因为窦房结不产生冲动，房室交界区承担起起搏的责任。起搏点位于典型的室上部位，通常在房室结内，而且节律规整，频率较慢，每分钟 40～60 次。在这个心率范围内的交界性心律应该被认为是正常心率的交界性心律，即交界性心律的正常心率。低于 40 次 / 分的心率是交界性心动过缓，而高于 60次 / 分的心率被描述为加速性交界性心律。

体表心电图上的 P 波代表了心房对窦房结传来冲动的去极化。因此，交界性心律通常没有 P

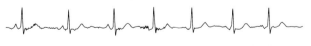

▲ 图 8-2 窦性心动过缓伴不齐，RR 间期不规则

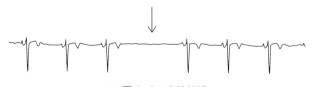

▲ 图 8-3 窦性停搏
心搏之间可见长间歇（箭）

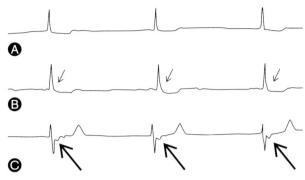

▲ 图 8-4 交界性心律
A. 交界性心律，未见 P 波，呈窄 QRS 波群，节律规则；B. 交界性心律，P 波隐藏在 QRS 波群的末端（短箭）；C. 交界性心律，逆行 P 波在 QRS 波群后（长箭）

波（因为没有来自窦房结的冲动）（图 8-4A）。根据冲动产生的位置，逆行传导（如从房室结逆行到心房组织）可能产生一个 P 波，P 波可能直立也可能倒置，可能出现在 QRS 波群之前（短 PR间期），也可能出现在 QRS 波群之后（图 8-4B和 C）。在某些情况下，逆行 P 波可能会被埋藏在 QRS 波群中（图 8-4B），从而改变 QRS 波群的形态。如果没有 P 波，PR 间期不存在；如果看到逆行 P 波，PR 间期通常很短，甚至是负的 [P 波出现在 QRS波群后（图 8-4C）]。交界性心律的 QRS 波群通常是窄的；然而，如果存在束支传导阻滞时 QRS波群可能会增宽。

三、室性自主心律

室性自主心律（图 8-5）也被认为是逸搏心律，因为窦房结和房室结都不能产生冲动。在室性自主心律中，希氏束 - 浦肯野系统或心室肌承担起搏的作用并产生心律。这种心律通常整齐且非常缓慢，心率为每分钟 20～40 次，快于 40 次 / 分的室性自主心律被称为加速性室性自主心律。室性自主心律通常没有 P 波，因此不存在 PR 间期。由于起搏点位置较低较房室结较远，QRS 波群通常较宽，QT 间期通常是正常的，心电轴大多发生偏移。通常为单个部位控制起搏，使室性自主心律波形规则；如果有多个相互竞争的起搏部位，心律会不规则，波形也不一致。

四、严重高钾血症窦室传导

窦室传导（图 8-6）是一种非常特殊的心律，

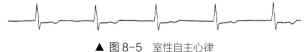

▲ 图 8-5　室性自主心律

节律整齐，没有 P 波，QRS 波群增宽

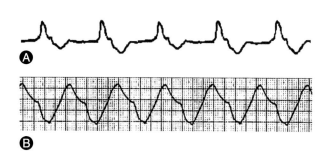

▲ 图 8-6　高钾血症患者的宽 QRS 波群改变可见宽 QRS 波群，P 波消失，心室率通常缓慢而规则

A.QRS 波群增宽；B. 严重高钾血症的窦室传导，QRS 波群显著增宽，QRS 波群呈正弦波形

框 8-3　窦室传导和严重高钾血症
窦室传导见于严重高钾血症 节律的产生 ● 血清钾的水平与窦室传导的产生无直接关系 ● 血清钾升高的速度和窦室传导的发生相关；其中血清钾快速升高和（或）新发的高钾血症更易出现窦室传导 高钾血症的病因 ● 肾功能不全（急性肾损伤和慢性肾衰竭） ● 严重的终末期肝病 ● 严重的终末期心力衰竭 ● 保钾利尿药和其他药物 ● 过量补钾 ● 食盐替代品（氯化钾）的使用 治疗目标 ● 稳定心肌细胞膜：钙剂 ● 细胞内钾离子内移：胰岛素、葡萄糖、碳酸氢钠、硫酸镁和沙丁胺醇；作用短暂，持续 20～40min ● 将钾从体内排出：肠道结合树脂，血液透析

与严重高钾血症（框 8-3）相关，是血钾显著升高的临床表现之一。节律起源于窦房结；然而，因为细胞外钾离子浓度极高，心房肌无法产生可检测到的去极化，所以体表心电图上没有 P 波。此外，房室结的传导也受损；因此，心室起搏点对冲动产生和传导进行控制。心室进一步传导延迟导致 QRS 波群增宽。由此产生的心率通常为 50～60 次 / 分，也可以出现更快或更慢的心率。QRS 波群显著增宽，如果不及时治疗，将进一步变宽，最终呈现正弦波形。心脏停搏或很快进展为心室颤动。

五、其他类型心动过缓

通常心房颤动心率低于 60 次 / 分（图 8-7）被称为慢心室率心房颤动。它可间歇出现，也可为持续性。慢性心房颤动患者常使用药物来控制心室率，部分时间表现为心室率缓慢且不规则（40～60 次 / 分）。

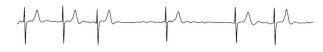

▲ 图 8-7　慢心室率心房颤动

拓展阅读

［1］ Brady, W. and Truwit, J. (2009). *Critical Decisions in Emergency Medicine and Acute Care Electrocardiography*. Oxford, UK: Blackwell Publishing Ltd.

［2］ Chan, T., Brady, W.J., Harrigan, R.A. et al. (2005). *ECG in Emergency Medicine and Acute Care*. Philadelphia, US: Elsevier Inc.

［3］ Harrigan, R.A. and Brady, W.J. (2000). The clinical challenge of bradycardia: diagnosis, evaluation, and intervention in the emergency department. *Emerg. Med. Rep.* 21 (19): 205–215.

［4］ Mangrum, J.M. and DiMarco, J.P. (2000). The evaluation and management of bradycardia. *N. Engl. J. Med.* 342 (10): 703–709.

第 9 章　房室传导阻滞
Atrioventricular Conduction Block

Steven H. Mitchell　Korin B. Hudson　William J. Brady　著

樊静静　译

房室传导阻滞是指房室结区域的传导发生改变的节律性疾病（框 9-1）。在一些情况下，房室传导受到的影响较小，因此传导阻滞的临床症状较轻，甚至没有异常表现。在另一些情况下，房室传导受到的影响较大，则表现出显著的临床症状和体征。房室传导阻滞的类型通常根据 PR 间期及 P 波与 QRS 波群的关系来划分。

一、一度房室传导阻滞

一度房室传导阻滞时（框 9-2 和图 9-1），P 波仍由窦房结发出冲动，传导阻滞只发生在房室结。心电图特点表现为 PR 间期延长，大于正常的 0.2s，但每个 P 波都通过房室结传导到心室，房室比例为 1 : 1，即每个 P 波后面都有一个 QRS 波群，每个 QRS 波群前都有一个相应的 P 波。PR 间期相等，PP 间期和 RR 间期也相等。心电轴通常在正常范围，除伴有束支或分支阻滞外，QRS 波群形态正常，时限<0.12s。

框 9-1　房室传导阻滞

- 房室传导阻滞可能由很多病因引起
  - 原发性病因包括激动产生或传导过程中的任何先天性异常或传导系统本身的结构病变
  - 继发性病因是指病变不在心脏传导系统，但影响房室传导
- 房室传导阻滞的潜在继发性病因
  - 缺血和非缺血性心血管疾病
  - 药物作用 / 中毒
  - 神经和反射（如迷走神经刺激）
  - 感染性疾病
  - 风湿性疾病
  - 内分泌系统疾病
  - 代谢性疾病
- 急性冠状动脉缺血性事件，特别是 ST 段抬高型心肌梗死是高度房室传导阻滞最常见的病因

框 9-2　一度和二度 I 型房室传导阻滞

如果不伴其他传导异常或其他引起心动过缓的病因，被视为正常变异

- 必须排除所有的急性病理变化，才能认为是一种正常的变异
- 需谨慎排除，方可诊断为正常变异

临床表现：

- 大多数患者无症状
- 基于这两种房室传导阻滞的特征，很少需要急性干预或治疗
- 如果有症状，则往往同时存在显著的心动过缓
  - 乏力
  - 头晕
  - 晕厥 / 近似晕厥
  - 胸部不适
  - 低灌注 / 休克

一度房室传导阻滞通常不会直接导致心动过缓，但表现出这种节律的患者心率往往低于 60 次 / 分。原因是一度房室传导阻滞的患者常伴有其他心脏冲动形成和传导异常，或正在服用减慢心室率的药物。此外，一度房室传导阻滞也可与高度房室传导阻滞并存，通常发生在患者心率较慢时。一度房室传导阻滞很少直接导致临床损害。

二、二度房室传导阻滞

二度房室传导阻滞可以进一步分为 Mobitz I 型（Wenckebach 型）和 Mobitz II 型（非 Wenckebach 型）房室传导阻滞。这些亚型由 PR 间期的长度及 P 波与 QRS 波群传导的关系来划分。

二度房室传导阻滞 Mobitz I 型（图 9-2 和框 9-2），也称为 Wenckebach 型传导阻滞，具有一度房室传导阻滞的一些特征，表现为正常或缓慢的心室率。虽然这种节律最常发生在 PR 间期出现延长时，但第一个 PR 间期多是正常的。Mobitz I 型房室传导阻滞的特征是 PR 间期逐渐延长，直至出

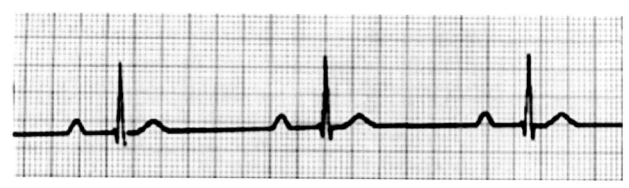

▲ 图 9-1　一度房室传导阻滞合并窦性心动过缓

PR 间期延长但恒定

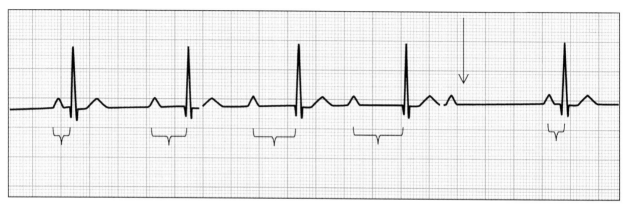

▲ 图 9-2　二度 Ⅰ 型房室传导阻滞（Mobitz Ⅰ 型或 Wenckebach 型）

PR 间期逐渐延长，直至脱落，出现 P 波后无 QRS 波群（箭）

现一个正常的窦性 P 波下传受阻（脱漏一个 QRS 波群），也就是说，出现 P 波后无相关 QRS 波群。这种 P 波有时被称为孤立 P 波，即其后没有相对应的 QRS 波群。

漏搏后 PR 间期重新缩短，之后又逐渐延长，这种模式以间歇性或连续性的方式再次出现。这种 PR 间期逐渐延长直至脱落的心电图特点成组出现，称为 Wenckebach 现象。二度 Ⅰ 型房室传导阻滞时，房室传导比例不固定，在较长的心电记录中更容易诊断。

如果不伴室内传导阻滞，二度 Ⅰ 型房室传导阻滞时的 P 波通过房室结、希氏束 - 浦肯野系统下传产生形态正常的窄 QRS 波群。伴有束支传导阻滞时，房室结下方出现一定的传导延迟，激动通过心室异常传导，产生宽 QRS 波群。房室传导阻滞伴有束支传导阻滞的患者进展为三度房室传导阻滞的风险更高。

二度房室传导阻滞 Mobitz Ⅱ 型（图 9-3、图

9-4 和框 9-3）的特点是 PR 间期相对固定。二度 Ⅱ 型房室传导阻滞时，传导在房室结或希氏束水平受阻，产生孤立 P 波，QRS 波群脱落。漏搏后的 PR 间期恢复正常，P 波和 QRS 波群恢复之前的传导。与 Mobitz Ⅰ 型传导阻滞导致 PR 间期的逐渐延长不同，Mobitz Ⅱ 型阻滞表现出"全或无"的传导现象，只要冲动通过房室结传导，PR 间期是固定不变的。

Mobitz Ⅱ 型传导阻滞时心率通常较慢，在每分钟 40～60 次，房室传导比例不固定。长时程记录的心电图有利于房室传导阻滞的正确识别。此外，约 70% 的 Mobitz Ⅱ 型传导阻滞合并束支传导阻滞，引起宽 QRS 波群。因此，二度 Mobitz Ⅱ 型房室传导阻滞往往比 Mobitz Ⅰ 型提示更严重的传导病变，并且传导阻滞进展的可能性更大，如进展为三度房室传导阻滞。因此，二度 Mobitz Ⅱ 型房室传导阻滞预后不佳。

高度房室传导阻滞是更为严重的二度房室传

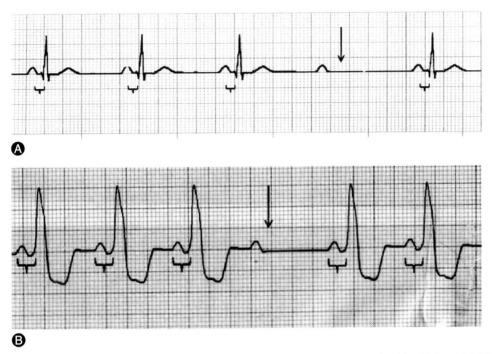

▲ 图9-3　二度Ⅱ型房室传导阻滞（Mobitz Ⅱ型），PR 间期恒定不变，突然出现一个孤立 P 波，其后无 QRS 波群（箭）
A. 窄 QRS 波群；B. 宽 QRS 波群

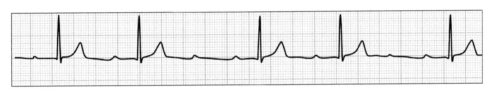

▲ 图9-4　二度Ⅱ型房室传导阻滞（Mobitz Ⅱ型）
PR 间期延长，提示合并一度房室传导阻滞和窦性心动过缓

框 9-3　二度Ⅱ型和三度（完全性）房室传导阻滞

* 通常由严重的原发性传导系统病变或继发因素引起
  * 这种传导异常绝不是正常变异
  * ST 段抬高型心肌梗死和心脏活性药物使用过量是导致传导系统严重阻滞的常见病因
* 传导系统严重阻滞相关的症状
  * 胸部不适
  * 呼吸急促
  * 头晕 / 眩晕
  * 晕厥 / 近似晕厥
  * 精神状态改变
  * 低灌注 / 休克
* 治疗重点包括原发性心律失常的治疗，以及识别并治疗潜在病因
  * 变时性药物：效果有限
  * 临时起搏器植入是最有效的治疗方法，为后期的治疗方案提供基础

导阻滞，心电图特点为连续 2 个或 2 个以上的 P 波不能下传（图9-5），引起心率骤降。高度房室

传导阻滞时，心室率多在 20～40 次 / 分，QRS 波群常宽大畸形。这是传导系统疾病晚期病变的一种表现，其发展为三度（完全性）心脏传导阻滞的风险极高。

三、三度房室传导阻滞

三度房室传导阻滞（图 9-6 和框 9-3）也被称为心脏阻滞或完全性心脏传导阻滞，是房室传导系统的严重病变。心房激动可能由窦房结产生，也可能由异位的心房激动点产生。无论其来源如何，心房激动在房室结水平被完全阻断，无法下传产生心室收缩（即 QRS 波群）。如果出现逸搏，则为交界区或心室激动产生的逸搏心律。由于心室起搏点在房室结下方，QRS 波群通常是增宽的（＞0.12s）。

三度房室传导阻滞时，心房和心室各自除极。心脏的这两个区域产生独立的电活动，因此，心

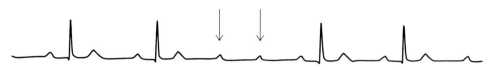

▲ 图 9-5　二度 Ⅱ 型房室传导阻滞（Mobitz Ⅱ 型）合并高度房室传导阻滞，P 波下传连续受阻（箭）

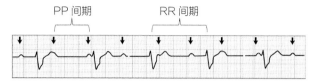

▲ 图 9-6　三度房室传导阻滞或完全性心脏传导阻滞
PP 间期和 RR 间期规则，彼此之间没有关系。P 波（箭）有时埋藏在 QRS 波群中，或叠加在 QRS-T 上

房激动产生的 P 波，与心室激动产生的 QRS 波群之间没有关联。心房率通常快于心室率，P 波与 QRS 波群没有相关关系。心房和心室各自的独立激动产生了规则的 PP 间期和 RR 间期，两个间期不等，并且彼此之间无关联。

三度房室传导阻滞时，QRS 波群的持续时间和频率取决于心室逸搏点的位置。如果逸搏点在希氏束 – 浦肯野系统或心室更远端，QRS 波群增宽更明显，频率通常小于 40 次 / 分；逸搏点距离房室结越近，QRS 波群频率更快（＞40 次 / 分），时限更窄。

四、房室分离

房室分离是一个术语，用来描述心房和心室两个起搏点独立工作的任何节律障碍。心房病灶可以起源于窦房结或心房肌，心室病灶可能起源于房室交界区、希氏束 – 浦肯野系统的任何一点，或源于心室肌组织。根据心房率和心室率，房室分离可有 3 种不同的形式：完全性（三度）房室传导阻滞时，心房率大于心室率；室性心动过速时，心室率大于心房率；等频房室分离时，心房率等于心室率。最后一种情况有时很难诊断。

房室分离是一个具有挑战性的概念，因为看似不相关的心律失常，如三度房室传导阻滞和室性心动过速，都会出现这一现象。然而，能够识别房室分离对急诊医护人员来说至关重要，因为它代表了传导系统的严重病变，不立即干预可能导致患者病情迅速恶化。

第 10 章　心室内传导阻滞：束支传导阻滞或其他传导异常

Intraventricular Conduction Block: Bundle Branch Block and Other Conduction Abnormalities

Steven H. Mitchell　Richard B. Utarnachitt　William J. Brady　著

樊静静　译

在正常的心脏传导中，电脉冲通过房室结、希氏束传递到心室，希氏束在室间隔分为左右束支。心室的除极是电活动通过左右束支的传导来完成的。左束支进一步分为左前分支和左后分支。左前分支延伸为浦肯野纤维插入左心室前壁和游离壁，左后分支也延伸为浦肯野纤维，呈扇形插入左心室下壁和后壁（图 10-1）。

心室的心脏传导可分为两个阶段：第一阶段左束支引起室间隔去极化，激动向前、向右传导；第二阶段左右心室几乎同步除极，随即心室开始机械收缩。

当正常的心室传导系统受阻时，就会发生束支传导阻滞或室内传导异常（框 10-1）。传导阻滞会引起 QRS 波群特定形态及电轴的变化，形态变

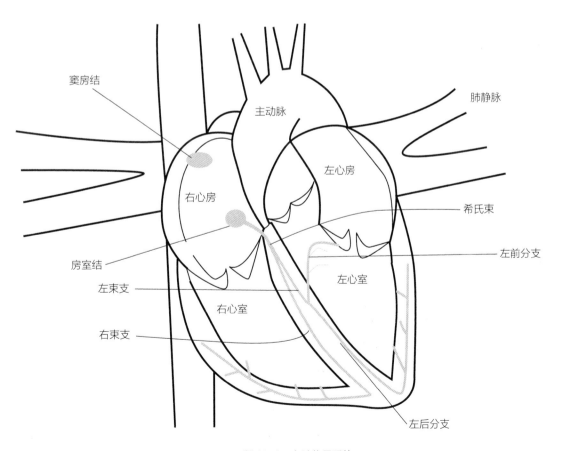

▲ 图 10-1　心脏传导系统

框 10-1　心室内传导阻滞的临床表现
完全性左束支传导阻滞（LBBB） • LBBB 是急性或慢性左心室功能不全的标志 • LBBB 是急性冠脉综合征时心血管高危事件的标志 • LBBB 合并 ST 段抬高型心肌梗死时，心电图不易诊断 • LBBB 与 ST 段抬高型心肌梗死的心电图表现相似，并影响 ST 段抬高型心肌梗死的心电图诊断 完全性右束支传导阻滞（LBBB） • RBBB 既可以是正常变异，也可以是心血管疾病的危险因子 • RBBB 不会影响心电图对 ST 段抬高型心肌梗死的诊断，但也与 ST 段抬高型心肌梗死的表现相似

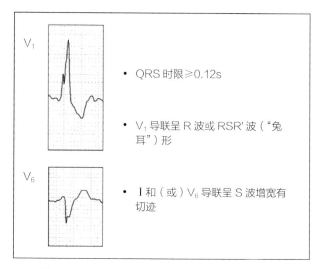

- QRS 时限≥0.12s

- V₁ 导联呈 R 波或 RSR' 波（"兔耳"）形

- Ⅰ和（或）V₆ 导联呈 S 波增宽有切迹

▲ 图 10-2　右束支传导阻滞在 V₁ 和 V₆ 导联的心电图特征

化的类型和程度取决于阻滞发生的部位。左束支或右束支的完全性传导阻滞通常会导致 QRS 波群增宽（>0.12s），分别称为完全性左束支传导阻滞（left bundle branch block，LBBB）或完全性右束支传导阻滞（right bundle branch block，RBBB）。分支型阻滞是指左前分支或左后分支阻滞，通常表现为 QRS 时限轻度延长（0.08～0.12）。最后，如果正常心室传导系统受阻，但心电图图形不符合典型 RBBB 或 LBBB 的标准，称之为非特异性心室内传导阻滞。

一、束支传导阻滞

完全性右束支传导阻滞表示电脉冲在正常传导过程中，右束支的传导发生阻滞，只是通过希氏束、左束支、左前分支、左后分支传到左心室，而右心室除极必须通过心肌细胞间的缓慢传导来完成。这种低效的传导模式导致了完全性右束支传导阻滞的特征性心电图变化（图 10-2）。

完全性右束支传导阻滞时，右心室激动明显延迟，导致 V₁ 导联出现增宽的 R 波，这种增宽的 R 波可表现为几种形态：单相 R、双相 RSR'（"M"或"兔耳"形），或 QR 波形。在 Ⅰ 和 V₆ 导联中，可见早期内源偏转，体现在延长的 R 波峰值时间（R 峰时间），以及终末增宽的 S 波或 RS 波。下壁导联常呈 QS 波。QRS 时限延长，通常大于 0.12s。ST 段的改变较常见，包括以 R 波为主的右心导联（V₁～V₃ 导联）出现 ST 段压低和 T 波倒置。此外，下壁导联和左心室导联往往出现 ST 段抬高和 T 波直立，并且下壁导联 ST 段抬高的程度更明显。这些改变通常是完全性右

束支传导阻滞的"继发改变"（图 10-3），并不一定代表急性缺血性事件。

完全性左束支传导阻滞可以由左束支传导阻滞引起，也可以由左前分支、左后分支同时阻滞引起。此时，心脏电活动不是通过正常的路径传导，而是首先沿着右束支传导。右心室部分除极后，激动开始从右心室通过心肌细胞之间的缓慢传导，扩布至左心室。由于这种扩布传导速度慢，心肌除极时间明显延长，出现特征性的显著增宽的 QRS 波群（图 10-4）。

完全性左束支传导阻滞的心电图在 V₁～V₃ 导联往往表现为增宽、以负向波为主的 QS 型或 rS 型。V₆ 导联表现为 Q 波消失，R 波宽大且有切迹；类似的心电图表现也常出现在 Ⅰ 和 aVL 导联中。右胸（V₁～V₂）导联至间隔面（V₃～V₄）导联可见 R 波递增不良或呈 QS 型，但这种改变很少出现在 V₄ 或 V₅ 导联。Ⅲ、aVF 导联也可表现为 QS 型。

完全性左束支传导阻滞最显著的特征之一是 ST 段和 T 波的变化：ST 段的方向与 QRS 波群终末部分的方向性相反。当 QRS 波群呈 QS 型或 rS 型时，QRS 波群的终末部分（S 波）低于等电位线，此时 ST 段则表现为显著抬高，类似急性心肌梗死的心电图改变。如果导联 QRS 呈单相 R 波，其终末波形高于等电位线，往往表现为 ST 段压低和 T 波倒置。右胸导联至间隔面导联常显示 T 波直立或高尖，类似超早期急性心肌梗死的 T 波改

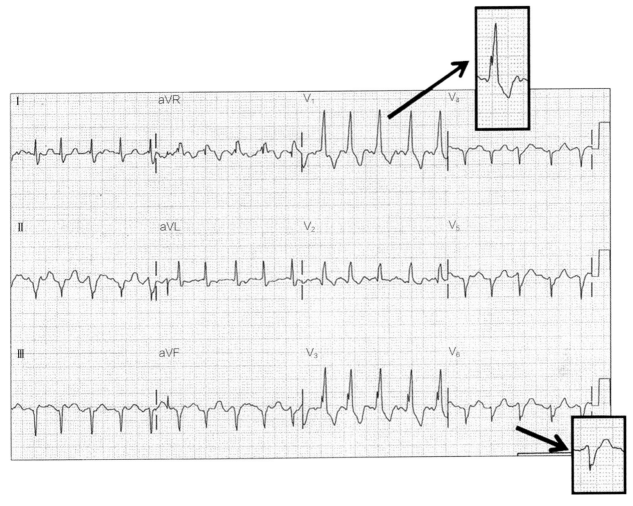

▲ 图 10-3　右束支传导阻滞

变。与完全性右束支传导阻滞一样，这些变化属于"继发改变"，并不能诊断或排除急性疾病（图 10-5），如急性心肌梗死。

二、分支阻滞（左前、左后分支阻滞）

分支阻滞是一个术语，用来描述左前分支阻滞或左后分支阻滞。分支阻滞的病因与其他束支传导阻滞相同，包括急性病因和慢性病因。

左前分支从左束支分出，最终形成浦肯野纤维，支配左心室的前壁和侧壁。左后分支也起始于左束支，但不像左前分支形成离散的分支，相反，左后分支的纤维松散地"扇出"，支配左心室的下壁和后壁。

左前分支阻滞（left anterior fascicular block，LAFB）的心电图表现为狭窄的 QRS 波群，因为激动大部分沿着正常的心脏传导路径进行。对于

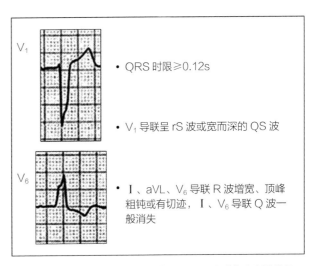

- QRS 时限≥0.12s

- V_1 导联呈 rS 波或宽而深的 QS 波

- Ⅰ、aVL、V_6 导联 R 波增宽、顶峰粗钝或有切迹，Ⅰ、V_6 导联 Q 波一般消失

▲ 图 10-4　左束支传导阻滞在 V_1 和 V_6 导联的心电图特征

单纯的左前分支阻滞，电活动首先沿左后分支传导，左心室前壁延迟激动。左心室后壁到前壁的激动顺序使 QRS 波群极性向左移动；因此，可以

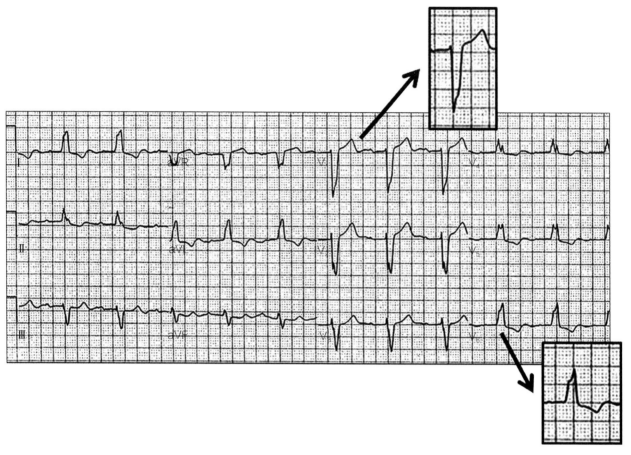

▲ 图 10-5　左束支传导阻滞

看到心电轴左偏。左束支激动开始时，左后分支的向量无抵消，在向上向左的 I 和 aVL 导联的起始，表现为小的 Q 波。随后向左前分支（向上和向左）扩布的电活动在 I 和 aVL 导联中表现为显著的正向 R 波。相反，向下的导联（Ⅱ、Ⅲ和 aVF）则表现 rS 波型。图 10-6 回顾了左前分支阻滞的特征，图 10-7 描述了左前分支阻滞在 12 导联心电图上的表现。

　　左后分支阻滞（left posterior fascicular block, LPFB）较左前分支阻滞少见，主要原因是左后分支不易受到缺血性损伤的影响（由于其双重血供），其次是左后分支呈扇形广泛分布，从解剖学上也不易发生阻滞。左后分支阻滞时，激动通过房室结传到左束支。左前分支首先激动，左心室后壁延迟激动。左心室由前到后的激动顺序使 QRS 波群极性向右移动。左束支激动的起始，左前分支的向量无抵消，使 QRS 波群起始在下壁Ⅱ、Ⅲ和 aVF 导联中表现为小的 Q 波。随后电活动向左后分支的扩布

在Ⅲ导联中表现为明显的 R 波（也可能在Ⅱ和 aVF 导联中）。相反， I 和 aVL 导联呈 rS 型。图 10-8 回顾了左后分支阻滞的特征，图 10-9 描述了左后分支阻滞在 12 导联心电图上的表现。

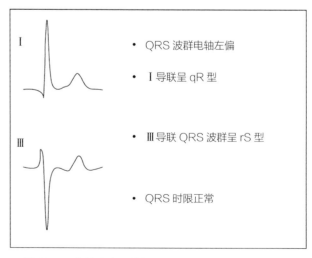

I　　　· QRS 波群电轴左偏

　　　· I 导联呈 qR 型

Ⅲ　　· Ⅲ导联 QRS 波群呈 rS 型

　　　· QRS 时限正常

▲ 图 10-6　左前分支阻滞在 I 和Ⅲ导联的心电图表现及 QRS 波群电轴变化

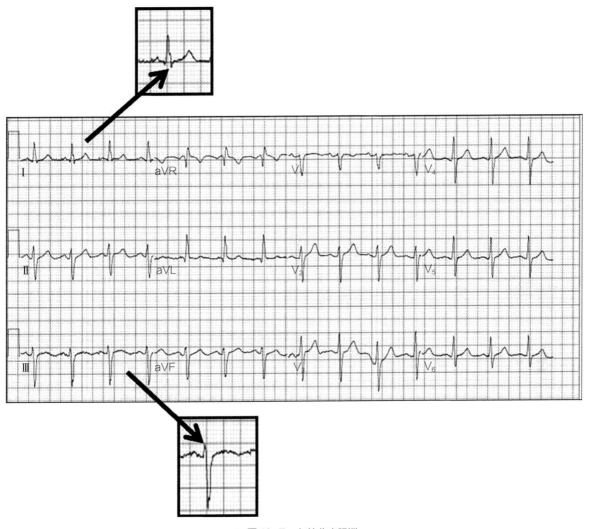

▲ 图 10-7　左前分支阻滞

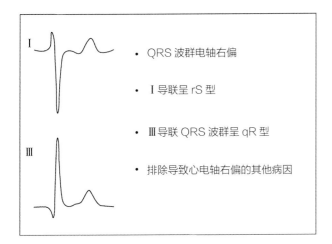

▲ 图 10-8　左后分支阻滞在 I 和 III 导联的心电图表现及 QRS 波群电轴变化

- QRS 波群电轴右偏

- I 导联呈 rS 型

- III 导联 QRS 波群呈 qR 型

- 排除导致心电轴右偏的其他病因

三、双束支和三束支传导阻滞

心室传导系统阻滞根据病变的位置和病变的数量可分为单束支传导阻滞、双束支传导阻滞或三束支传导阻滞。单束支传导阻滞包括整个右束支或左束支，或左束支的一个分支的传导阻滞。

双束支传导阻滞包括左束支的两个分支的传导阻滞，即 LBBB，或右束支加上左前分支或左后分支的阻滞。图 10-10 回顾了 RBBB 合并左束支的一个分支阻滞的特征，图 10-11 描述了双束支传导阻滞在 12 导联心电图上的表现。

三束支传导阻滞是指 RBBB 合并 LAFB 和 LPFB（或完全性 LBBB）。然而，对于三束支传导阻滞的概念存在一些分歧。一种解释是将三束支传导阻滞定义为双束支传导阻滞合并 PR 间期延长，提示房室结功能障碍（一度或二度房室传导阻滞）。在这种情况下，"三束支传导阻滞"又是一种错误的说法，因为房室结在心室外，而不是

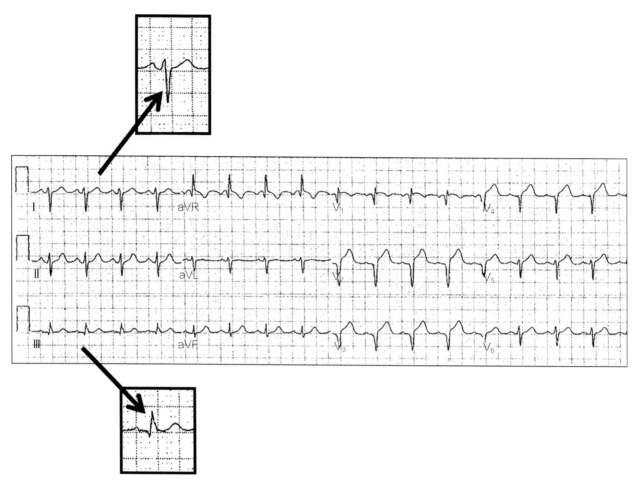

▲ 图 10-9 急性前壁心肌梗死的患者左后分支阻滞

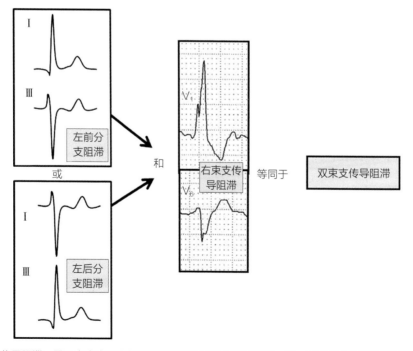

▲ 图 10-10 双束支传导阻滞，累及右束支和左前分支或左后分支的心电图特征。另一种双束支传导阻滞是孤立性左束支传导阻滞，此处未描述

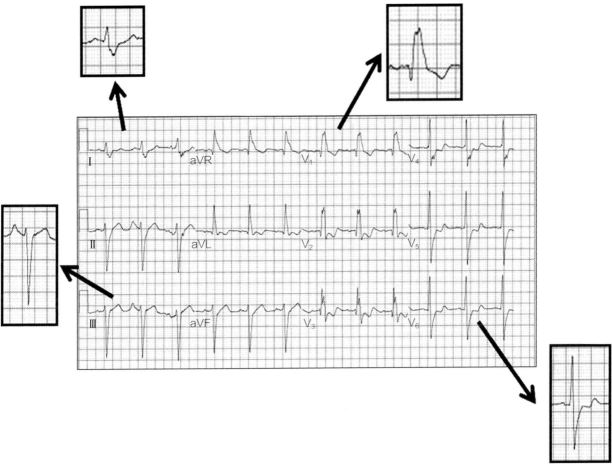

▲ 图 10-11　双束支传导阻滞呈现为右束支传导阻滞（V_1 导联可见双相 R 波，V_6 导联可见 S 波增宽）合并左前分支阻滞（Ⅰ 导联 R 波增高，Ⅲ 导联呈 rS 型，心电轴左偏）的心电图特点

真正的心室传导束。另一种定义将三束支传导阻滞解释为一个传导束的永久阻滞，合并另外两个传导束间歇或可逆的阻滞。然而，在上述任何情况下，三束支传导阻滞都是高危的，因为它进展到三度或完全性房室传导阻滞的风险较高。

四、非特异性室内传导异常

非特异性室内传导延迟（non-specific intraventricular conduction delay，NSIVD）是指 QRS 波群形态增宽但不符合上述任何解剖类型的传导阻滞模式。非特异性室内传导延迟时，QRS 波群增宽未达完全性 LBBB 或 RBBB 的程度，并且不符合上述阻滞时 QRS 波群的特征性改变。掌握和治疗非特异性室内传导延迟的关键是寻找引起传导延迟的潜在病因。其常见的病因是电解质紊乱，最常见的是高钾血症（图 10-12）。其他情况也可能导致 QRS 时限延长，包括药物（如三环类抗抑郁药物）及一些成瘾药物的滥用（如可卡因）。

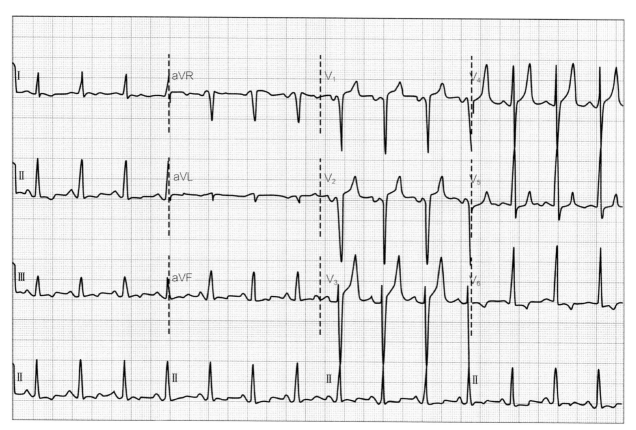

▲ 图 10-12　非特异性室内传导阻滞

QRS 波群增宽，QRS 波群的电轴和形态不符合其他室内传导阻滞（包括左前分支、左后分支、左束支、右束支传导阻滞）的特征性改变

第 11 章 心房和心室的异位搏动
Atrial and Ventricular Ectopic Beats

Jeffrey D. Ferguson　Michael Levy　J. Aidan Boswick　William J. Brady　著

朱红玲　左　萍　杨晓云　译

任何心电图或心脏节律条图一般会存在主导节律，但也可能存在与主导节律形态不一致的其他节律。这些异常搏动被称为异位搏动。心电图或节律条图上的这些异位搏动可能会引起心室收缩或机械性搏动，也可能不会。然而，由于这些异位搏动发生在"正常"搏动之间，它们会破坏原本规则的节律，并可能导致脉搏不规则。有时，患者可以感受到这种节律的不规则性，从而出现症状。

异位搏动可发生于心脏传导系统的任何部位和其他心脏组织的多节段，根据其来源可分类为心房来源的房性期前收缩（premature artrial contraction，PAC）、交界区或房室结来源的交界性期前收缩（premature junctional contraction，PJC）和心室来源的室性期前收缩（premature ventricular contractions，PVC）（框 11-1）。之所以被称为期前收缩，是因为它们出现在正常心搏之间，比预期的下一次心搏来得更早。这种较早发生的情况会导致前一心搏的 RR 间期较短，而下一心搏的 RR 间期较长。

一、房性期前收缩

PAC 是在心房肌组织中产生的激动。PAC 的特征是形态和电轴不同的 P 波，从前一心搏开始测量，其 PP 间期比预期的要短。根据异位心房病灶的位置，PAC 的 PR 间期可能比基础节律的 PR 间期更短或更长，也可与其相同。由于房室结和希氏 - 浦肯野系统的不应期，这些激动并不总是传导至心室。然而，激动下传时遵循正常的传导路径，导致出现正常的窄 QRS 波群。PAC 通常会重整窦房结节律，导致 PAC 之后的 RR 间期变长（图 11-1）。

二、交界性期前收缩

PJC 起源于房室结或希氏束 - 浦肯野系统的最近端。随后的搏动通过正常传导系统下传，并产生窄 QRS 波群，QRS 波群通常缺乏正常 P 波，故无 PR 间期。不过，在少数情况下，由于心房的逆行去极化，产生逆行 P 波，在 QRS 波群之前（PR 间期极短）、QRS 波群内或在 QRS 波群之后可以看到 P 波（通常是倒置的）。PJC 可以重整窦房结的节律点，也可以不重整；因此，PJC 后的 RR 间期可能延长，也可能与基本节律一致（图 11-2）。

三、室性期前收缩

当心室肌的异位病灶过早激动，室性期前收缩就会发生，通常发生在心室复极的相对不应期。这种激动会产生形态异常的 QRS 波群（宽度＞0.12s），并且缺乏相关的 P 波。

室性期前收缩的一个显著特征是伴随代偿间歇。PVC 通常不会影响或重整窦房结的节律点；

框 11-1　房性、交界性及室性期前收缩

- 房性和室性异位搏动发生时常无症状；事实上，异位心搏并不总是预示着潜在性心脏病理改变
- 如果有症状，患者会主诉心悸和心率不规则
- 某些药物治疗或者酒精、烟草、咖啡因或其他兴奋药可能会增加这些异位心搏的发生率
- 导致心肌刺激的情况，如电解质异常、缺血 / 梗死、心肌病或内分泌功能障碍，也可能导致异位心搏增加
- 房性和交界性期前收缩的急性发作很少涉及治疗，可以考虑对室性期前收缩进行治疗的情况包括以下几种
  - 频发单源性和（或）多源性室性期前收缩
  - R-on-T 型室性期前收缩
  - 在某些急性情况下发生的室性期前收缩事件，如急性冠脉综合征

因此，在一次 PVC 后，会保持规则的 RR 间期。PVC 前后的 RR 间期，恰好是 RR 间期的 2 倍（图 11-3）。如果 RR 间期是不完全代偿间歇，这个期前收缩可能不是 PVC，而是室上性期前收缩（PAC 或 PJC）的室内差异性传导（图 11-4）。

PVC 能以不同的形式存在。单次心电图中的多个 PVC 可以是单源性也可以是多源性的。单源性室性期前收缩具有相同的形态和异位心室病

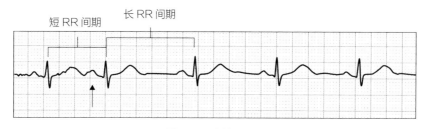

▲ 图 11-1　房性期前收缩

正常窦性心律伴房性期前收缩。注意与基础心律相比，P 波形态（箭）不同。比较明显的是异位搏动前的 RR 间期缩短和异位搏动后的 RR 间期延长

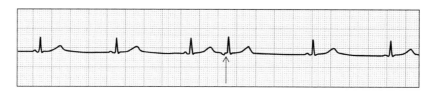

▲ 图 11-2　交界性期前收缩

窦性心动过缓伴交界性期前收缩。箭示 PR 间期极短的异常 P 波

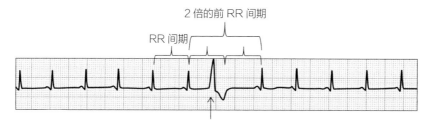

▲ 图 11-3　单源性室性期前收缩（箭）

大括号显示了潜在 RR 间期与室性期前收缩（PVC）之后的长代偿间期。PVC 前的 R 波与 PVC 之后 R 波之间的时间间隔恰好是基础节律的 2 倍

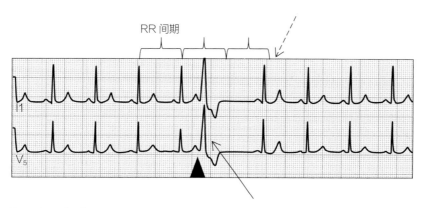

▲ 图 11-4　宽大畸形的异位搏动（箭）乍一看可能是室性期前收缩（PVC），但仔细检查可发现其前的 P 波（箭头）。此外，虚箭显示如果是 PVC，异位搏动后的 R 波来得比预期早。这个异位搏动可能代表一个提前的室上性（房性或交界性）异位搏动，其异常的室内传导可能是由束支传导异常疲劳引起的

灶，而多源性室性期前收缩表现出不同的形态，并由 2 个或多个不同的病灶引起（图 11-5）。多源性室性期前收缩可能更令人担忧，因为它们表明期前收缩来自多个心室病灶（图 11-6），代表对心室肌的多次激动。这种额外的激动可发展为不太规律的节律，如多形性室性心动过速或心室颤动。

　　PVC 也可能成对出现（图 11-7），这个术语指的是连续出现 2 个 PVC。连续出现 3 个或 3 个以上的 PVC 为室性心动过速。此外，PVC 可能以规则的方式出现，每隔 1 个心搏出现一次，即二联律（图 11-8）；每隔 2 个心搏出现一次，即三联律（图 11-9），以此类推。

　　PVC 可能发生在前一个 T 波的后半段和心室复极的相对不应期。这一事件被称为 R-on-T 现象，可能诱发室性心动过速或心室颤动。这种形式的 PVC 可能是最重要和最令人担忧的异位激动类型（图 11-10）。

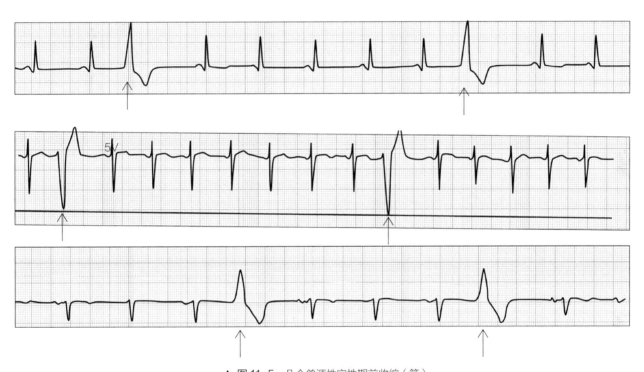

▲ 图 11-5　几个单源性室性期前收缩（箭）
注意，每个节律条图内（即在同一导联内）室性期前收缩的形态相同

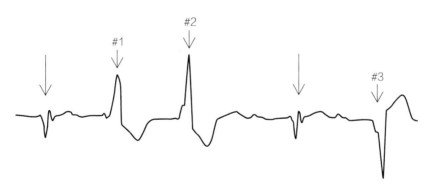

▲ 图 11-6　多源性室性期前收缩
注意节律条图上的多源性室性期前收缩主要有 3 种形态。主导潜在节律用长箭表示，3 个不同的室性期前收缩由短箭表示

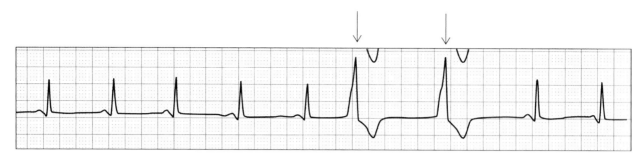

▲ 图 11-7 成对出现的室性期前收缩，2 个连续出现的室性期前收缩（箭）具有相同的形态

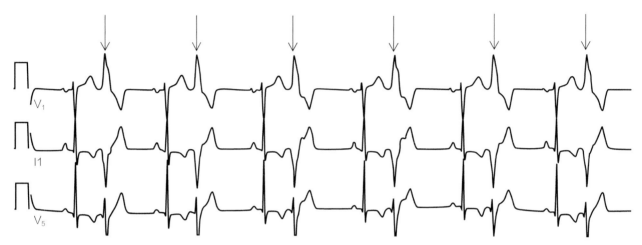

▲ 图 11-8 室性期前收缩二联律，每间隔一个窦性心律搏动就出现一个室性期前收缩（箭）

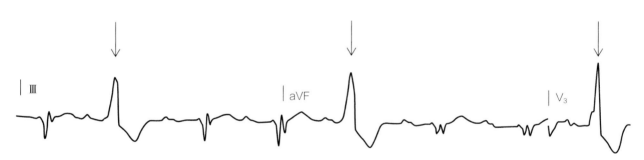

▲ 图 11-9 室性异位搏动三联律

在这份多导联节律条图中，箭示每 3 个心搏中就有一个单源性室性期前收缩

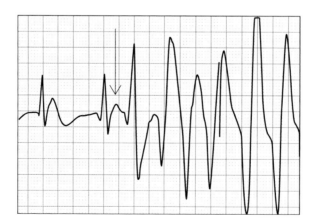

▲ 图 11-10 室性期前收缩导致的 R-on-T 现象和多形性室性心动过速

请注意室性期前收缩的 R 波（箭）如何落在前一个心搏的 T 波上

第三篇　急性冠脉综合征及 12 导联心电图

Acute Coronary Syndrome and the 12-Lead ECG

第 12 章　缺血性心脏病：解剖和生理变化
Ischemic Heart Disease: Anatomic and Physiologic Considerations

Peter Pollak　Peter Monteleone　Kelly Williamson　David Carlberg　William J. Brady　著

陈　静　译

由于胸痛可能源自心血管系统、胃肠道系统、呼吸系统、肌肉骨骼和神经系统等，胸痛的鉴别诊断范围非常广泛。胸痛具有潜在致命性，使得必须在每一个有这种症状的患者中考虑可能的鉴别诊断，包括急性心肌梗死（myocardial infarction，MI）、主动脉夹层、气胸、肺炎、肺栓塞和食管穿孔等（框 12-1）。尽管许多胸痛的表现与心脏无关，但漏诊心源性胸痛会造成极其严重的后果。因此，对这种疾病进行早期诊断和鉴别诊断显得至关重要。而 12 导联心电图在评估心源性胸痛中起着至关重要的作用，当怀疑存在心源性胸痛时，医生应尽早对患者进行心电图检查。

一、心脏解剖学和心肌去极化的生理基础

心脏根据解剖位置划分为 2 个部分，即右心和左心；每个部分又进一步分为 2 个特定的房室，即心房和心室。因此，心脏由 4 个腔室组成，包括右心房、右心室、左心房和左心室。心房是血液回流到心脏的被动容器，它们将血液推入心室。右心室负责将血液泵送到肺部，而左心室负责将

血液泵送到全身，因此心室腔比心房腔大，并且心室肌较心房肌更厚。右心系统将来自全身的无氧血液送往肺部，将其重新氧合。然后，左心系统将这些新鲜氧合的血液从肺部带到全身。

当临床医生评估患者是否患有急性冠脉综合征时，12 导联心电图是目前对于诊断左心室具有重要意义的检查方法。实际上，12 导联心电图主要成像左心室的壁，包括前壁、侧壁、下壁和后壁；与左心室相比，右心室的成像相对不完整。

心房和心室的收缩来源于电激动的传导，而这些激动受心脏起搏和传导系统的控制（图 12-1 和图 12-2A）。正常心脏激动的起源点是窦房结，窦房结位于右心房。窦房结发出的电信号（图 12-2B）通过心房传导至房室结（图 12-2C）。随后，房室结将信号传递给希氏束 - 浦肯野系统，随之将信号传递给心室，进而引起心室除极化（图 12-2D）。复极化以相反的方式进行，从心室组织到心房组织（图 12-2E）。

二、冠状动脉解剖和心电区域解剖

血液通过血管供应心脏的肌肉组织，心脏的肌肉组织也被称为心肌，供血的血管则被称为冠状动脉。这些冠状动脉起源于主动脉根部，沿着心脏表面分布，并分为较小的分支。最终，细小的动脉从冠状动脉分支出来，深入心脏组织中，直接向心肌提供血液。冠状动脉走行于心脏表面，并供应心肌的特定区域。直接从主动脉分出的左右两支冠状动脉，分别被称为左主冠状动脉和右冠状动脉（图 12-3）。右冠状动脉环绕右心室，并向心脏的右侧供血。值得注意的是，右冠状动脉同时也向窦房结和房室结供血。左主冠状动脉虽然短小，但非常重要，它几乎为左心室提

框 12-1　非创伤性胸痛的原因
• 急性冠脉综合征（包括心绞痛、不稳定型心绞痛和急性心肌梗死）
• 主动脉 / 胸主动脉夹层和腹部主动脉瘤
• 心肌炎 / 心包炎（心肌心包炎）
• 肺炎
• 肺栓塞
• 气胸
• 食管穿孔
• 腹部疾病（消化性溃疡病、胃炎、胰腺炎、胆囊炎 / 胆石症、肝炎）
• 肌肉骨骼疾病
• 带状疱疹

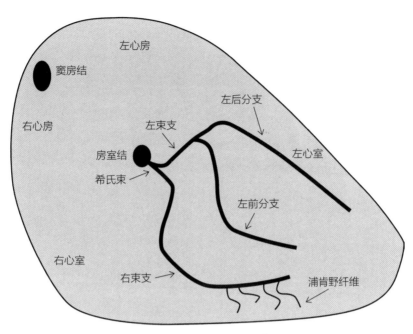

▲ 图 12-1　心脏传导系统

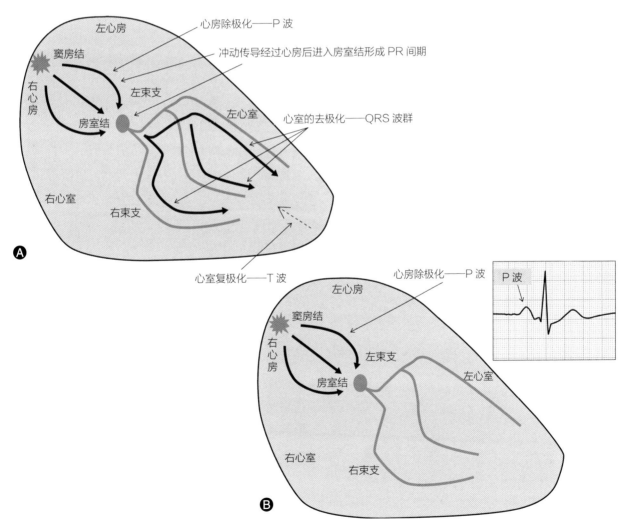

▲ 图 12-2　A. 心脏传导系统去极化和复极化叠加的心脏电冲动；B. 心房的去极化形成心电图上的 P 波

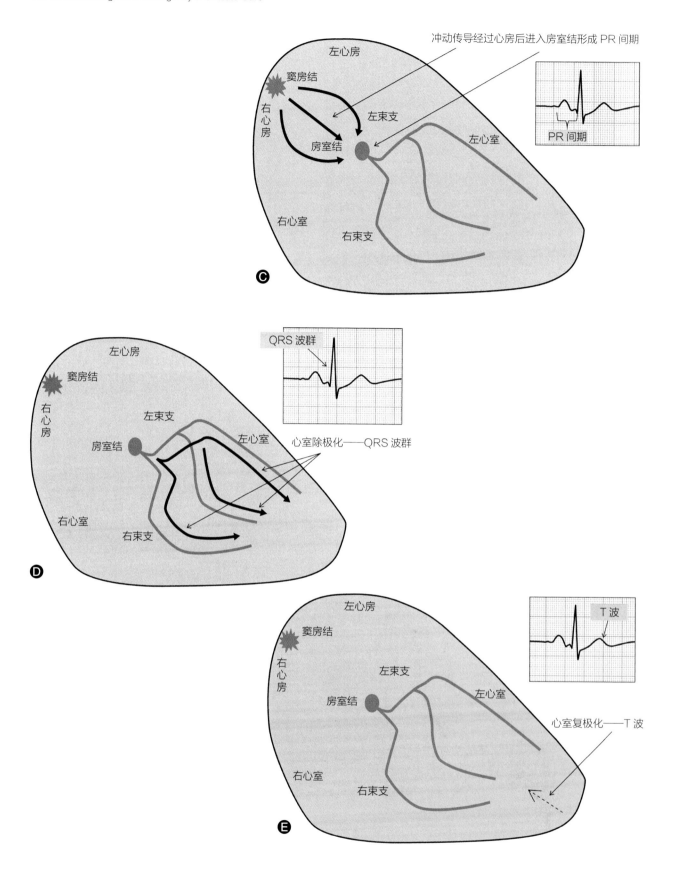

▲ 图 12-2（续） C. 冲动传导经过心房后进入房室结，形成心电图上的 PR 间期；D. 心室的去极化形成心电图上的 QRS 波群；E. 心脏的复极化与去极化方向相反，在心电图上形成 T 波

供了全部的血流。左主冠状动脉分为两条动脉。第一条称之为左前降支（left anterior descending，LAD）动脉，它供应室间隔（左右心室之间）和左心室前部。第二条则称之为左回旋支动脉，它供应左心室的侧壁。从左前降支分出的分支被称为对角支，而从左回旋支分出的分支被称为钝缘支。

冠状动脉的分支及其终末支，在心脏膈面变异较大。其中右优势型占大多数，即右冠状动脉除包绕右心室外，还供应心室间隔的下部及左心

室的后部。右冠状动脉在膈面发出的分支被称为后降支动脉（posterior descending artery，PDA）。然而，许多患者的心脏后壁是由冠状循环的左侧供血，其中后降支动脉是左回旋支动脉的延续。少数人的冠状动脉解剖结构被称为共优势，其中并没有特定的单一血管供应心脏后壁，而是由右侧和左侧循环贡献的两条较小的血管供应心脏后壁。

图 12-3 和表 12-1 列出了心脏的壁与相关冠状动脉及心电图导联的对应关系。

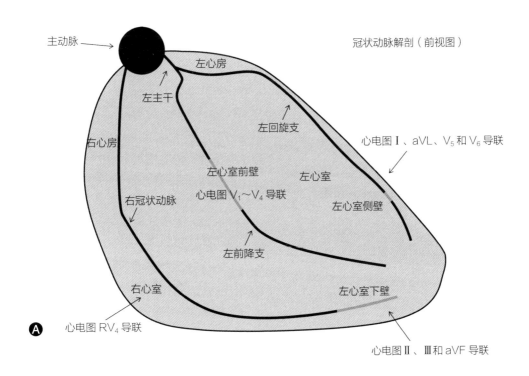

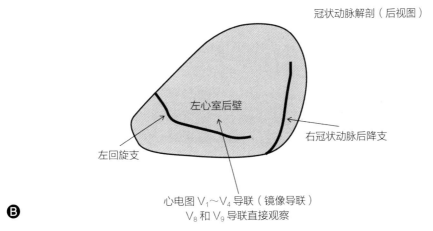

▲ 图 12-3　心脏的冠状动脉解剖，对应供血的冠状动脉、ECG 导联和心室部位
A. 前视图；B. 后视图

表 12-1　心脏和冠状动脉的解剖结构及与之相对应的供血冠状动脉、ECG 导联和心脏部位

心　腔	心脏部位	心电图导联	供血的冠状动脉
左心室	前壁	$V_1 \sim V_4$	左前降支
左心室	侧壁	Ⅰ、aVL、V_5 和 V_6	左回旋支
左心室	下壁	Ⅱ、Ⅲ和 aVF	右冠状动脉
左心室	后壁	$V_1 \sim V_4$（间接） $V_7 \sim V_9$（直接）	后降支（右冠状动脉）或左回旋支
右心室	右心室	RV_4（$RV_1 \sim RV_4$）	右心室支（右冠状动脉）

三、心脏病理生理学

随着年龄的增长，动脉粥样硬化斑块也在不断地积累，冠状动脉狭窄也在逐渐加重。加速这些斑块形成的危险因素包括高血压、高胆固醇血症、糖尿病、吸烟及家族史。这些由大量胆固醇和钙组成的粥样斑块能够显著减少血液流向心肌组织。如果通过冠状动脉输送到心脏的氧气量低于心脏正常工作所需的氧气量，就会出现胸痛或与胸痛类似的症状（如胸部挤压感、胃灼热、上腹痛、多汗、头晕、恶心、呼吸急促）。当心肌的需氧和供氧不匹配而导致失衡时，出现相对供血不足称为心肌缺血。心肌缺血通常是可逆的，即减少心肌氧气需求或增加心肌氧气供应会导致症状的缓解。此外，仅仅缺血并不会导致心肌细胞死亡。当心肌氧气和营养供应降低到足以导致心脏细胞死亡时，就发生了心肌梗死，主要特征是血液中心脏生物标志物（如肌钙蛋白）升高。

冠状动脉疾病的范围相当广泛，包括无症状的动脉粥样硬化斑块、心肌缺血病变、心肌梗死病变。仅通过生命体征、病史和体格检查往往难以或不可能区分这些表现。因此，即使临床症状不太像心源性胸痛，心电图检查仍然至关重要。

稳定型心绞痛是冠状动脉疾病的一种表现，会导致短暂、阵发性的胸部不适。虽然稳定型心绞痛并不等同于急性心肌梗死，但其存在表明间歇性心肌缺血，最常见的原因是冠状动脉中的动脉粥样硬化斑块。由于心肌缺血的症状在一定程度的劳力活动下可再现，患有稳定型心绞痛的患者通常对自己的疾病过程比较熟悉。由于稳定性心绞痛并不代表心肌梗死，这些患者在静息状态下通常具有相对正常的心电图。心电图改变与心肌缺血发作一致，包括 ST 段压低和 T 波平坦或倒置，这些改变在运动时可能出现，在休息时又恢复正常。心肌缺血导致短暂的心电图改变的现象是利用运动负荷试验来检测冠状动脉疾病的原理。

急性冠脉综合征（acute coronary syndrome，ACS）是一种常见的严重的心血管疾病，是冠心病的一种严重类型。ACS 包括不稳定型心绞痛（unstable angina，UA）、非 ST 段抬高型心肌梗死（non-ST elevation myocardial infarction，NSTEMI）和 ST 段抬高型心肌梗死（STEMI）。美国心脏协会（American Heart Association，AHA）将 ACS 定义为由冠状动脉血流突然减少导致的心肌缺血引起的胸痛。ACS 最常由冠状动脉斑块破裂（图 12-4）引起，斑块内部物质暴露在血液中，这种物质具有高度的血栓形成能力，进而在冠状动脉内形成血栓。此外，当冠状动脉发生痉挛时，会进一步减小动脉的管腔，进而影响血流。当血管突然闭塞时，心肌因缺氧而导致疼痛、功能丧失，可能还会出现心电图改变。动脉粥样硬化随着时间的逐渐进展及 ACS 的发展过程如图 12-4 所示，包括斑块破裂、血小板活化、血栓形成和血管痉挛。

UA 被定义为新出现、静息时发作或具有"逐渐增加"的持续时间或频率模式的心绞痛症状。UA 也被视为梗死前状态，因为动脉粥样硬化斑块的破裂可能导致血栓形成、血管痉挛和冠状动脉不完全闭塞。UA 患者可能具有正常的心电图，或者心电图可能开始显示心肌缺血的迹象，包括 T 波异常和 ST 段改变。与稳定型心绞痛相关的改变不同，这些心肌缺血的迹象很少仅通过休息就能缓解。

急性心肌梗死即大众所熟知的心脏病发作，

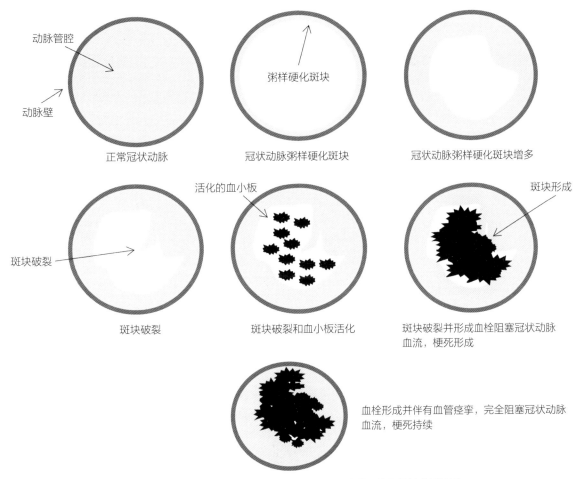

▲ 图 12-4　从早期到急性心肌梗死的冠状动脉粥样硬化斑块的发展过程
注意，斑块破裂会引发血小板激活、血栓形成和血管痉挛，最终导致冠状动脉阻塞并引发心肌梗死

是指心肌缺血持续到一定程度，导致的心肌细胞死亡。根据不同的心电图异常（即 ST 段偏移），急性心肌梗死分为两种类型。正如其名称所示，非 ST 段抬高型心肌梗死的定义为在心电图上没有 ST 段抬高的情况下，血清标志物（肌钙蛋白、CK-MB）呈阳性。NSTEMI 患者的心电图可能显示出与梗死相对应的其他改变，包括 T 波倒置或 ST 段压低。相比之下，STEMI 的定义为 2 个或更多相邻导联中 ST 段抬高≥1mm。这些患者也会出现血清标志物的阳性结果。

STEMI 的病理生理机制与 UA 和 NSTEMI 非常不一样。STEMI 代表冠状动脉完全闭塞，而 UA 和 NSTEMI 通常代表不完全闭塞。STEMI 发生的冠状动脉完全闭塞在时间上相对固定。阻塞部位远端心肌逐渐缺氧，症状和心电图结果通常是有相关性的。相反，在 UA/NSTEMI 中发现的冠状动脉部分闭塞，冠状动脉内的血流在血栓形成的动态过程中会发生变化。受影响冠状动脉可能会在阻塞部位发生痉挛和舒张。因此，在 UA 和 NSTEMI 中，受影响冠状动脉的血流在梗死发展过程中时有增减。这导致症状和心电图时有变化，不遵循特定的模式。

STEMI 和 UA/NSTEMI 的治疗方法也有很大的差异。STEMI 患者通过静脉溶栓药物或心脏介入治疗紧急开通阻塞的冠状动脉，包括直接清除血栓、血管成形术和支架置入术。溶栓药物可以在急诊科使用，而心脏介入治疗必须在心导管室进行。由于一些医院并没有配备心导管室，心脏介入治疗可能受限。此外，心脏介入治疗也需要有经过训练的心脏病专家和导管介入团队的存在。UA 和 NSTEMI 通常采用药物治疗，包括抗血小板药物和抗凝血药。对于不适合使用静脉溶栓药物的患者，则需要紧急或择期进行心脏介入治疗。

第 13 章　急性冠脉综合征的心电图表现

Electrocardiographic Findings in Acute Coronary Syndrome

Peter Monteleone　Peter Pollak　David Carlberg　William J.Brady　著

张润花　杨晓云　译

缺血和心肌梗死在心电图上有多种不同的表现方式。急性冠脉综合征（acute coronary syndrome，ACS）可能表现为正常的心电图到明显的 ST 段抬高型心肌梗死再到恶性心律失常。事实上，几乎心电图任何部分的变化都可以与 ACS 相关，并在适当的条件下考虑该诊断。不过这些变化不总是以标准的"教科书"方式出现。临床医生必须记住，每一份 12 导联心电图或心律条图实际上都是心肌"电活动的瞬间记录"，代表心肌缺血状态进展中的短暂几秒。在怀疑 ACS 的情况下，不论是否有连续的心脏监护，都建议使用连续的心电图。

本章回顾并讨论了在冠状动脉疾病患者的 12 导联心电图表现，从稳定型心绞痛到 ST 段抬高型心肌梗死，伴或不伴恶性心律失常。

一、ST 段抬高型心肌梗死的 12 导联心电图异常演变

在不同类型的急性冠脉综合征中，ST 段抬高型心肌梗死（STEMI）最有可能展示其心电图变化的可预测性。

在 STEMI 时，心肌血流中断后的几分钟内就会出现相关的心电图异常变化，即 T 波变得高尖。在正常的心电图中，T 波的方向通常与同导联的 QRS 波群主波方向相同；换句话说，如果 QRS 波群主波向上，那么 T 波方向也是，反之亦然。在 I 、 II 和 $V_3 \sim V_6$ 导联中，T 波通常是直立的；在 aVR 和 V_1 导联中，T 波通常是倒置的；在 III、 V_2、aVL 和 aVF 导联中，T 波通常是可变的。在冠状动脉闭塞的早期阶段，T 波保持其向量方向不变（即不倒置），但变得高尖，因此也被称为超急性期 T 波。图 13-1 中举例说明了 STEMI 中的超急性期 T 波。

典型的超急性期 T 波直接进展为 ST 段抬高（ST segment elevation，STE）。STE 本身是一个令人警觉且需要紧急处理的心电图表现，特别是在有胸痛或类似胸痛症状出现的患者中。之所以令人警觉且需要紧急处理，是因为它可能是 STEMI 的表现，这是一个时间敏感的心肌梗死，如果治疗不当或不迅速，会有很高的并发症率和死亡率。根据 AHA 指南，STE 在肢体导联中至少要达到 1mm，在胸导联中至少要达到 2mm，才能满足 STEMI 的诊断标准。这些改变必须在相关导联中出现，才能提示是 STEMI，还需要有相关的临床症状。

在正常的心电图中，ST 段通常与 TP 段处于同一水平（即不高于由相邻 TP 段定义的基线水平），但在 STEMI 中，ST 段从这种平坦和（或）下凹形态变为上凸曲线或弓背的形态（图 13-2 和图 13-3）。随着梗死的进展，QRS 波群、ST 段和 T 波融合，导致心电图上出现单向曲线。考虑到其特有的心电图表现及忽视治疗的严重后果，这样的心电图表现称为 STE 的墓碑状形态。请参见图 13-3，了解 STEMI 中心电图演变的过程。

ST 段抬高的几个特点是重要的考虑因素。STE 的幅度很重要。如前所述，在 AHA 这样的专家共识里，ST 段抬高 1~2mm 需考虑是否诊断 STEMI。然而，临床医生需要警惕，在某些 STEMI 的表现中，可能会遇到轻微的 STE，也就是不明显的 STE，包括下壁和侧壁心肌梗死，以及急性心肌梗死（acute myocardial infarction，AMI）早期阶段（图 13-4）。抬高的 ST 段的形态或轮廓也是重要的考虑因素（图 13-2）。通常，抬高的 ST 段要么是上斜的，要么是凸面向上的。

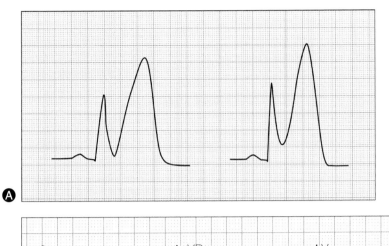

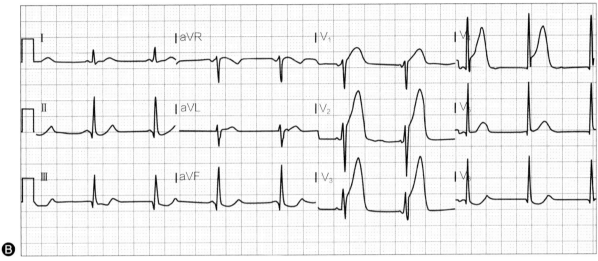

▲ 图 13-1 A. 早期 ST 段抬高型心肌梗死（STEMI）的超急性高尖 T 波；B. 前壁导联的超急性 T 波及 ST 段抬高，与早期前壁
STEMI 一致

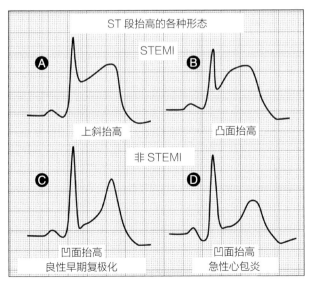

▲ 图 13-2 STEMI 和非 STEMI 表现中 ST 段抬高的亚型
A. ST 段抬高型心肌梗死（STEMI），表现为倾斜直线形 ST 段抬高；
B.STEMI，表现为凸面型 ST 段抬高；C. 非 STEMI（良性早期复极）
表现为凹面型 ST 段抬高；D. 非 STEMI（急性心包炎）表现为凹
面型 ST 段抬高

凹面向上抬高的 ST 段与 STEMI 的关联较少。当然，
每一种说法都有例外。在 STEMI 的早期，抬高的
ST 段可能呈凹面向上，随着梗死的进展，最终变
为上斜型或凸面向上。关于 STEMI 的这些心电图
特征，心电图解读中的常见误区包括 ST 段抬高
的幅度非常小（即小于 1mm）或形态非典型（即
凹面向上）时，容易漏诊 STEMI。建议临床医生
在判断心电图时，结合患者的临床表现进行整体
评估。

病理性 Q 波定义为 QRS 波群初始向下或负向
部分，可能在症状发作后 1～2h 出现，但通常在
心肌梗死后 12～24h 才能完全形成（图 13-5A）。
由于失活细胞不传导电信号，Q 波是心肌细胞死
亡的心电图标志，代表心肌丧失了电活动。不过，
临床医生必须知道，Q 波的出现并不能意味着持
续的梗死。心电图上有 Q 波的部分患者，如果有
STEMI 的变化，仍然可以从溶栓治疗或经皮冠状

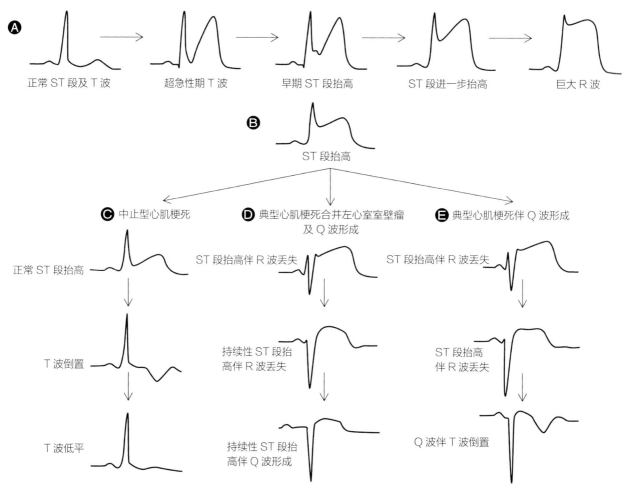

▲ 图 13-3　STEMI 心电图异常的演变

A 和 B. 展示了 ST 段抬高型心肌梗死（STEMI）中的典型变化过程；C 至 E. 描述了 STEMI 的三种可能进展，包括无显著持续性损伤的中止型 STEMI，有显著持续性损伤和左心室室壁瘤的透壁性 STEMI，以及有显著持续性心脏损伤的透壁性 STEMI。A. 从正常 ST 段和 T 波进展到 STEMI 的心电图演变过程：直立 T 波、早期 ST 段抬高、ST 段抬高显著和巨大 R 波（急性 T 波和 ST 段抬高的结合）；B.STEMI 中确定的 ST 段抬高；C. 中止型 STEMI，可能由于内源性纤溶或医疗干预，表现为 ST 段回落、T 波倒置和 T 波低平，同时 QRS 波群正常（即未丢失 R 波），表明梗死可能未产生持续显著的损伤；D. 有明确的梗死（Q 波形成）和左心室室壁瘤（ST 段持续抬高）的透壁性 STEMI；E. 有明确的梗死（Q 波和 T 波倒置）的透壁性 STEMI，注意抬高的 ST 段已回落

动脉介入治疗（percutaneous coronary intervention, PCI）中受益（图 13-5B）。

未经治疗的 STEMI 患者发病后 48h 内，ST 段通常会回到基线，T 波应该会变平，然后对称倒置。在几天至几个月内，T 波通常会恢复到正常的直立形态。Q 波通常会成为患者心电图的永久特征，也可能在几个月内消失。请参见图 13-3，了解 STEMI 时心电图的演变。

（一）对应性改变

STEMI 患者通常在心电图上出现对应性 ST 段压低改变。对应性改变，也被称为对应性 ST 段压低，定义为在显示 STE 的心电图上出现至少 1mm 的 ST 段压低（图 13-6）。此外，如果心电图中 ST 段压低是作为该患者正常的部分改变或继发性改变，那么对应性改变的概念不能使用。在左束支传导阻滞、左心室肥厚和心室起搏模式中，会有继发性 ST 段压低；因此，对应性改变的术语和概念都不能使用。

对应性改变最常出现在 I 和 aVL 导联，也可以出现在其他任何导联。下壁 STEMI 通常会出现对应性改变，发生率达 70%。只有 30% 的前壁 STEMI 中可观察到对应性改变。虽然不总是出现，但对应性改变在 STEMI 中具有重要的诊断价值。对应性改变的存在预示着 STEMI 90% 的阳性预测值，也就是说，有对应性改变的 90% 的患者

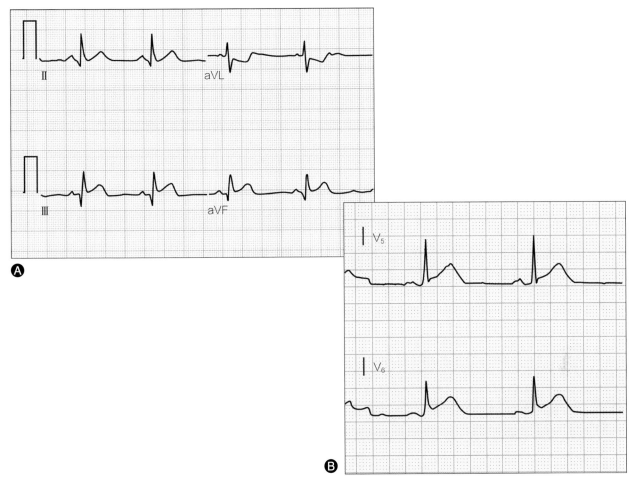

▲ 图 13-4 轻微 ST 段抬高型心肌梗死

A. 下壁心肌梗死时轻微 ST 段抬高，同时注意到在 aVL 导联中的 ST 段压低（对应改变）；B. 侧壁心肌梗死时轻微 ST 段抬高，见于 V_5 和 V_6 导联

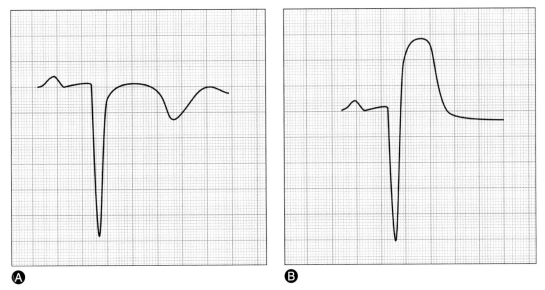

▲ 图 13-5 A.Q 波表示已发生心肌梗死。B.Q 波伴有显著的 ST 段抬高，可能代表急性（即最近的）ST 段抬高型心肌梗死。这位患者可能仍适合进行溶栓治疗或经皮冠状动脉介入治疗。在这种情况下，强烈建议与患者的病史进行对照，以确定 ST 段抬高型心肌梗死的发作时间

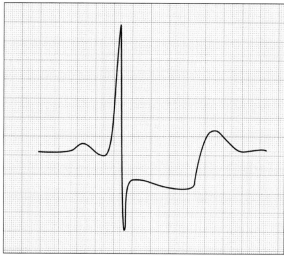

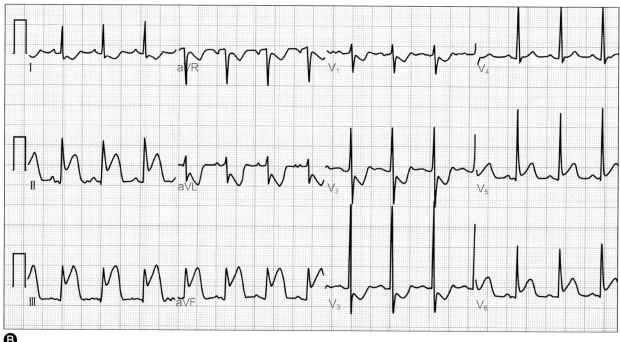

▲ 图 13-6　A. 对应性 ST 段压低，也称之为对应性改变；B. 下侧壁 ST 段抬高型心肌梗死，伴随高侧壁（Ⅰ 和 aVL）和前壁导联（$V_1 \sim V_3$）的对应性改变

实际上正在发生 STEMI。此外，与没有这种异常的 STEMI 患者相比，对应性改变的存在提示更高的心血管风险。

（二）完全性左束支传导阻滞

心脏的传导系统分为两部分，房室结远端分为左束支和右束支。左束支的血供来自左前降支（LAD）动脉；因此，当 LAD 阻塞时，左束支可能会受损。由于 LBBB 的存在，在很多方面使 ACS 的表现变得复杂。首先，从诊断的角度看，LBBB 的存在使心电图难以检测与 ACS 相关的变化。换句话说，一个患者可能经历 AMI 却表现出正常的 LBBB 心电图特征。其次，LBBB 的存在是心血管风险显著升高的标志。LBBB 患者的恶性心律失常、心源性休克和死亡率较高。最后，出现新的或未知为旧的 LBBB，并且伴随急性胸痛或其他类似心绞痛的症状时，是进行溶栓或 PCI 的指征。当然，这是基于临床表现与急性心肌梗死相一致的假设。

患者的心电图为左束支传导阻滞时，QRS 时限超过 120ms（图 13-7）；在 $V_1 \sim V_3$ 导联，QRS 波群主要为负向，而在 I、aVL、V_5 和 V_6 导联则为正向。LBBB 时，$V_1 \sim V_3$ 导联的 ST 段抬高，T 波直立，I、aVL、V_5 和 V_6 导联的 ST 段压低和 T 波倒置。QRS 波群与 ST 段的关系表现为"恰当的不一致"，这一概念主要是指，QRS 波群的主要终末部和 ST 段位于心电图基线的不同侧。因此，QRS 波群正向时通常伴随 ST 段压低，称为不一致的 ST 段压低；QRS 波群负向时伴随 ST 段抬高，称为不一致的 ST 段抬高。请参见图 13-7 和图 13-8，以了解 LBBB 中 ST 段的变化。

约 25 年前，Sgarbossa 等在 LBBB 存在的情况下，确定了 3 个独立的预测急性心肌梗死的心电图指标，包括：① ST 段抬高≥1mm 与 QRS 波群主波方向一致，计 5 分；② 在 $V_1 \sim V_3$ 导联中任一导联 ST 段压低≥1mm，计 3 分；③ ST 段抬高≥5mm，并且与 QRS 波群主波方向相反，计 2 分（Sgarbossa 等，1996）。Sgarbossa 标准总分≥3 分时诊断 LBBB 合并急性心肌梗死的灵敏度及特异度达到 90%。如果一份心电图仅符合第三个诊断标准，没有其他两个标准，那么是否诊断 AMI 建议进一步检查。换句话说，一致的 ST 段变化（无论是抬高还是压低）强烈提示 AMI；相反，ST 段抬高明显超过 5mm，并且与 QRS 波群主波方向相反，这对诊断 AMI 的价值不大。因此，第三个标准，即超过 5mm 的不一致 ST 段抬高，成为 Sgarbossa 标准在诊断 AMI 的重要限制。这个限制主要是基于第三个标准的绝对性，需注意大于 5mm 的不一致 ST 段抬高是提示 AMI 的；它没有考虑到 ST 段与 QRS 波群之间的比例关系，即不一致的 ST 段抬高的幅度与 QRS 波群振幅的关系。

改良 Sgarbossa 标准解决了上述诊断标准的不足，提出了用 ST/S 比值来替代第三个标准（Meyers 等，2015）。改良 Sgarbossa 标准保留了前两个标准，并增加了 ST/S（或 Q 波）比值。比值≥0.25 被认为是 AMI 的诊断标准。改良 Sgarbossa 标准在不显著降低特异度的情况下提高了灵敏度。值得注意的是，只要满足改良 Sgarbossa 标准的一条，即可考虑 LBBB 合并 AMI。图 13-9 中描述了 LBBB 合并 AMI 时心电图改变的 Sgarbossa 标准。

（三）ST 段抬高型急性心肌梗死的定位

心电图在 ST 段抬高型急性心肌梗死期间的变化呈现出与受累动脉相对应的解剖分布，这可以通过心电图来定位心肌梗死的部位。表 13-1 列出了心电图和相应的解剖部位及所涉及的冠状动脉，图 12-3 描绘了冠状动脉解剖结构。近端动脉阻塞通常比远端病变引起心电图更多的异常；因此，识别异常区域及其范围对预后和治疗有重要意义。

左心室的前壁和下壁是最常发生梗死的区域。前壁通常由左前降支动脉供血，而这一区域的急性冠脉综合征通过 $V_1 \sim V_4$ 导联（右胸导联和心前区导联）的变化得以反映（图 13-10）。由近端 LAD 病变引起的 STEMI 常被称为"寡妇制造者"，因为这部分发生梗死的死亡率很高。由于 LAD 为

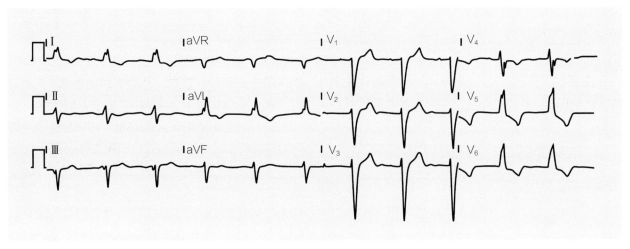

▲ 图 13-7　左束支传导阻滞伴有正常或异常的 ST 段和 T 波形态

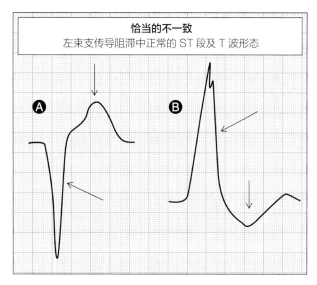

恰当的不一致

左束支传导阻滞中正常的 ST 段及 T 波形态

▲ 图 13-8　在左束支传导阻滞中，异常或正常的心电图特征
A. 不一致的 ST 段抬高；B. 不一致的 ST 段压低。这两种心电图的共同点是 QRS 波群主要终末部分（大箭）与 ST 段 /T 波（小箭）之间的不一致。所谓的不一致，是指 QRS 波群和 ST 段 /T 波位于心电图基线两侧。这些现象被称为恰当的不一致

如此大面积的心肌供血，前壁 STEMI 中发生的心源性休克和恶性心律失常并不少见。

　　下壁通常由右冠状动脉（right ventricular branch，RCA）供血，与 ACS 相关的变化发生在 Ⅱ、Ⅲ 和 aVF 导联中。如果这一区段出现急性梗死伴随 ST 段抬高，称之为下壁 STEMI（图 13-11）。由于 RCA 还为 90% 人群的房室结供血，当 ACS 涉及这一区域时，传导并发症（传导阻滞和心动过缓）的发生率较高。此外，当伴随对应性改变时，意味着更大面积的心肌梗死和死亡率增加。当 V$_1$～V$_3$ 导联出现 ST 段压低时，这一点尤为明显。

　　右冠状动脉还通过其右心室（right ventricular，RV）分支为右心室提供灌注；因此，如果阻塞发生在 RV 分支的近端，下壁 ST 段抬高型心肌梗死

可能会并发 RV 梗死。RV 梗死（图 13-12）是另一个经常被忽视的区域，因为标准 12 导联对该区域的心肌损伤并不敏感。急性右心室梗死很少是孤立事件，它与 40% 的下壁梗死相关，并且并发了一些前壁梗死。在下壁 STEMI 情况下，V$_1$ 导联中的 ST 段抬高表明可能同时伴有 RV 梗死，应对右胸导联心电图进行分析。在大多数情况下，RV$_4$ 导联足以评估右心室。由于右心室较小的肌肉质量导致 QRS 波群大小相应减小，变化可能比其他导联更加微妙。RV$_4$ 导联（图 13-13）放置在右侧第 5 肋间隙处的锁骨中线，是检测 RV 损伤最灵敏的导联。

　　当右心室发生缺血时，患者可能会出现急性右心综合征。在这种情况下，右心变成一个被动的导管，循环变得依赖于前负荷，这意味着静脉回流到右心是推动血液通过右心的唯一力量。这些患者经常会出现低血压，可能还会出现心动过缓。使用硝酸盐治疗可能会有问题，因为这种治疗会减少心室前负荷，从而影响左心室的充盈。需要使用生理盐水增加容量负荷，以维持血压，并尽快进行再灌注治疗。如前所述，RV 梗死在临床上并不总是很明显；因此，对硝酸盐的反应超过预期的血压下降可能是 RV 梗死的线索。与仅有下壁心肌梗死的患者相比，RV 梗死患者在住院期间并发症更多，死亡率也更高。

　　左心室的侧壁对应导联为 Ⅰ、aVL、V$_5$ 和 V$_6$，其血供由左前降支、右冠状动脉或左回旋支（left circumflex artery，LCX）中的一支或多支提供。虽然侧壁梗死很少单独发生，但在涉及上述每一支动脉的情况下，可能累及侧壁。图 13-14 显示了侧壁 STEMI 心电图改变。

表 13-1　心脏的解剖部位与心电图导联和冠状动脉解剖的关联

心　腔	心脏节段	导　联	冠状动脉
左心室	前壁	V$_1$～V$_4$	左前降支
左心室	侧壁	Ⅰ、aVL、V$_5$、V$_6$	左回旋支
左心室	下壁	Ⅱ、Ⅲ、aVF	右冠状动脉
左心室	后壁	V$_1$～V$_4$（间接），V$_8$、V$_9$（直接）	右冠状动脉后降支或左回旋支
右心室	右心室	RV$_4$（RV$_1$～RV$_4$）	右心室分支（右冠状动脉）

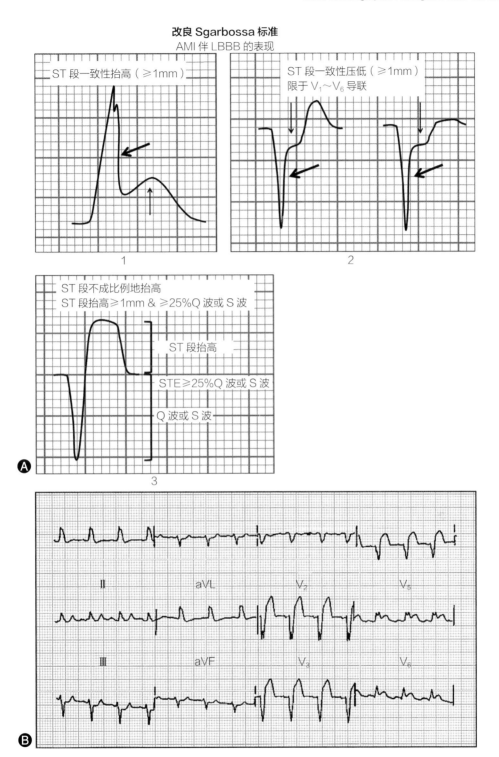

▲ 图 13-9 A. 在左束支传导阻滞情况下，改良的 Sgarbossa 标准包括以下三个方面，如果在临床表现与急性心肌梗死（AMI）一致的患者中观察到这些发现，它们表明 AMI 的可能，并提供急性梗死的心电图证据：①一致性 ST 段抬高，当 ST 段抬高≥1mm，并与 QRS 波群主要末端部分位于等电位线同侧时，称为一致性 ST 段抬高；②一致性 ST 段下降，当 ST 段下降≥1mm，并与 QRS 波群主要末端部分位于等电位线同侧时，称为一致性 ST 段下降，这一发现仅在 V₁～V₆ 导联中有效；③不成比例或过渡的不一致性 ST 段抬高，当 ST 段抬高≥1mm，并且与 QRS 波群负向部分的振幅相比，达到或超过 QRS 负向波的 25% 时，称为不成比例的不一致性 ST 段抬高。B. 一例表现为完全性左束支传导阻滞（LBBB）（QR 波时限≥0.12s）患者的 12 导联 ECG。在 V₁～V₃ 导联中 QRS 波群呈负向，在 Ⅰ、aVL 和 V₆ 导联中 QRS 波群呈正向。在 V₅ 和 V₆ 导联中观察到一致性 ST 段抬高；在 V₂、V₃ 和 V₄ 导联也看到了不成比例的 ST 段抬高。在 V₂～V₄ 导联中，ST 段抬高且与 QRS 波群不一致；然而，ST 段抬高的幅度相对于 QRS 波群负向部分的振幅而言是不成比例的。这些 ECG 发现提示 AMI 的可能。重要的是，虽然这个 ECG 显示了 5 个导联中存在改良 Sgarbossa 定义的异常，但标准只要求一个导联中有这样的异常就可以提示 AMI 的存在

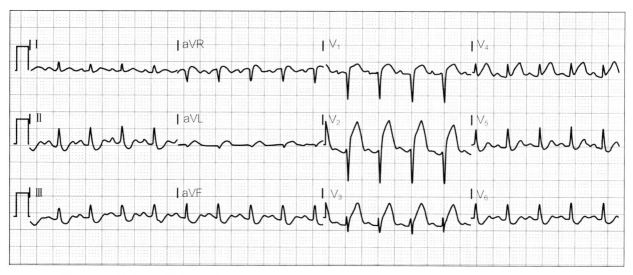

▲ 图 13-10　前壁 ST 段抬高型心肌梗死，表现为 V₁~V₄ 导联的 ST 段抬高。同时，在下壁导联也观察到对应性改变

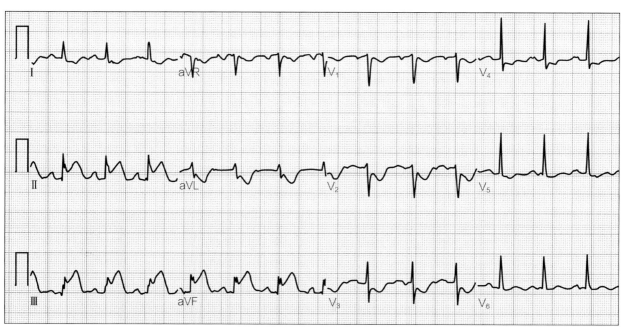

▲ 图 13-11　下壁 ST 段抬高型心肌梗死，伴随前壁和侧壁导联的对应性改变

左心室的后壁是 12 导联心电图不容易和不准确成像的心脏区域。心脏背面的血液供应存在重大的变异。在大多数人中，右冠状动脉绕过右心室，继续供血于室间隔的下部及左心室的后壁，即所谓的右冠优势型。在这种情况下，动脉的分支称为后降支动脉（PDA）。然而，许多患者的心脏背面是由左冠状动脉供血的，在这里 PDA 作为左冠状动脉的分支，即左冠优势型。少数人的冠状动脉解剖结构被称为共同优势型，在这种情况下，没有特定的单一血管供应后壁，而是由左右冠状

动脉分支共同供血。因此，最典型的后壁梗死表现是伴有后壁梗死的下壁 STEMI；伴有后壁梗死的侧壁 STEMI 也有见到。孤立性后壁梗死，即没有下壁或侧壁的 STEMI，也是有可能发生的。

左心室的后壁可能发生急性梗死。从前壁看，V₁~V₄ 导联可以看到 STEMI 的对应性或反向改变，包括 ST 段压低、T 波直立和正向 QRS 波群（即 R 波）（图 13-15）；这些导联间接通过 V₁~V₄ 导联镜像改变。ST 段抬高、T 波倒置和 Q 波这些经典的 STEMI 心电图发现，可以在后壁导联直接成

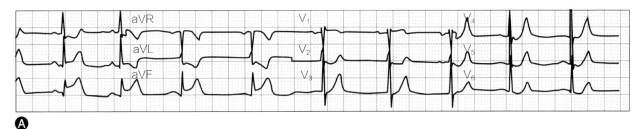

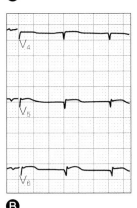

▲ 图 13-12　下壁 ST 段抬高型心肌梗死，如果存在以下表现，需要怀疑存在右心室梗死
A. Ⅲ 导联的 ST 段抬高程度超过 Ⅱ 导联或 aVF 导联，V_1 导联的 ST 段抬高；B. 附加的心电图导联 $RV_4 \sim RV_6$ 显示 ST 段抬高

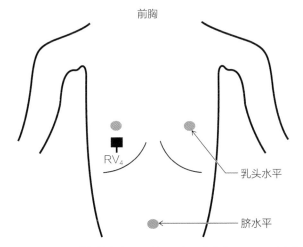

▲ 图 13-13　附加的心电图导联用于显示右心室，即 RV_4 导联。这个导联放置在患者胸部的右侧，位置与左侧的 V_4 导联相似

像，即放在患者背部的 V_8 和 V_9 导联（图 13-16）检测。这两个导联中的 ST 段抬高，通常比较敏感，可以提示后壁的急性梗死（图 13-15）。

尽管急性冠脉综合征通常被认为是单个"犯罪"血管病变，但实际情况并非总是如此。尸检研究记录了多个犯罪血管病变在致命的急性心肌梗死中的发生比例为 10%～50%。由于其高死亡率，这些多个犯罪血管的案例在临床实践中相对罕见，即患者在呼叫求助前或之后不久，通常在

提供任何显著的医疗护理或进行诊断性检查之前就已经去世。这些患者更有可能遭受心源性休克和危及生命的心律失常。然而，主要的学术中心报道称，在幸存并进入心导管实验室的患者中，大约有 5% 存在多个犯罪血管病变。

二、非 ST 段抬高型心肌梗死的 12 导联心电图表现

（一）ST 段压低

心电图上 ST 段压低（图 13-17）可能提示缺血和梗死。ST 段压低的形态有下斜型或水平型压低，水平型压低更能表明缺血。随着缺血进展为梗死，在 STEMI 中 ST 段压低可能先于 ST 段抬高。相反，ST 段压低可能是与非 ST 段抬高型心肌梗死相关的主要心电图异常。事实上，2 个或更多导联中 ≥2mm 的 ST 段压低是广泛心肌缺血的标志。右胸导联至心前区导联的 ST 段压低可能表示后壁的 STEMI。

（二）T 波倒置

如前所述，T 波的方向通常与同导联的 QRS 波群的方向相对应。虽然孤立的 T 波倒置是一个

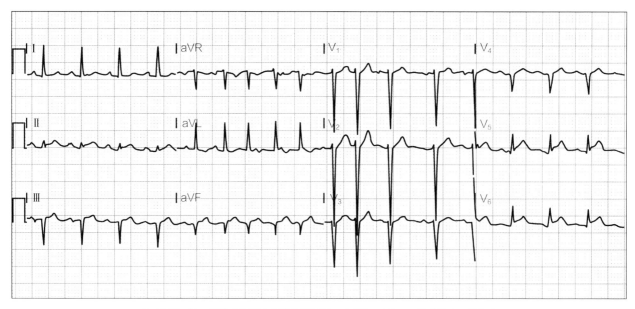

▲ 图 13-14　侧壁 ST 段抬高型心肌梗死，表现为 V_5 和 V_6 导联的 ST 段抬高

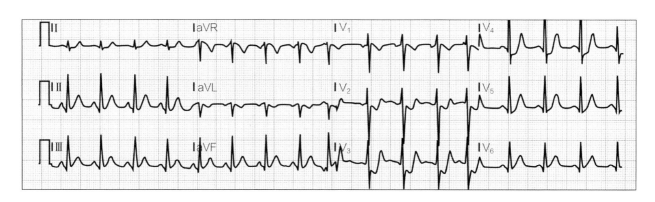

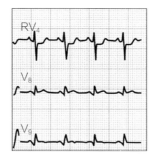

▲ 图 13-15　孤立性后壁急性心肌梗死

注意 $V_2 \sim V_4$ 导联中的 ST 段压低，以及在同一分布区域中的突出 R 波和直立的 T 波。附加心电图导联 RV_4（右心室）和 V_8/V_9（左心室后壁）用于进一步评估前壁导联中的 ST 段压低。V_8 和 V_9 导联显示 ST 段抬高，与后壁 ST 段抬高型心肌梗死一致

非特异性发现，但相关导联的 T 波倒置强烈提示心肌缺血。此外，T 波倒置可能在梗死后持续。与 ACS 相关的 T 波倒置在形态上往往是对称的，具有相似的上升支和下降支（图 13-18）。

T 波的伪正常化是指长期倒置的 T 波再次变为直立。这种伪正常化可能是急性心肌缺血的征兆；然而，只有通过将当前的心电图与既往心电图进行比较，才能识别这种现象。此外，T 波伪正常化对于重要冠状动脉阻塞的预测价值是很差的。

涉及 ACS 中 T 波倒置的特定综合征值得进一步回顾。这种综合征称为 Wellens 综合征（图 13-19），是 LAD 近端动脉阻塞相关的心电图变化。诊

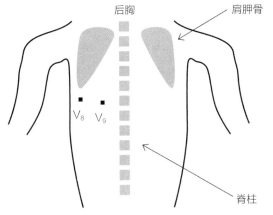

▲ 图 13-16　附加的后壁导联（V$_8$ 和 V$_9$）

V$_8$ 导联放置于患者左侧背部的肩胛骨尖端，而 V$_9$ 导联放置在 V$_8$ 导联与脊柱之间的中点位置。这些导联用于显示左心室的后壁

断标准包括 T 波变化加上心绞痛的病史，但血清标志物无异常；患者没有 Q 波和明显的 ST 段抬高；这些患者表现出正常的胸导联 R 波进展。T 波倒置可以有两种表现：深度倒置的 Wellenoid T 波和双相 T 波（单一 T 波既可直立又可倒置）（图 13-19）。Wellens 综合征的自然病程是前壁 AMI。T 波

异常是持续的，可能持续数小时到数周，临床医生可能会在无症状的患者中遇到这些变化。通过对狭窄病变的处理，这些心电图的改变也就没有了。

（三）de Winter 综合征

心电图 de Winter 模式也被称为 de Winter 综合征，是另一种急性冠脉综合征的心电图表现。与这种综合征相关的心电图表现为包括 T 波直立和 J 点下移，前胸导联 ST 段压低，以及 aVR 导联的 ST 段抬高（图 13-20）。de Winter 综合征与左前降支近端病变有关。这些患者通常表现为持续性胸部不适。心电图表现可能在非常短的时间内进展为典型的前壁 ST 段抬高型心肌梗死；然而，症状的不进展也与左前降支动脉的显著阻塞和随后的大面积心肌梗死有关。一些临床医生将 de Winter 综合征视为与 STEMI 等效的表现，而其他医生则将其视为梗死前的心电图表现；无论哪种情况，de Winter 综合征心电图表现都是需要紧急处

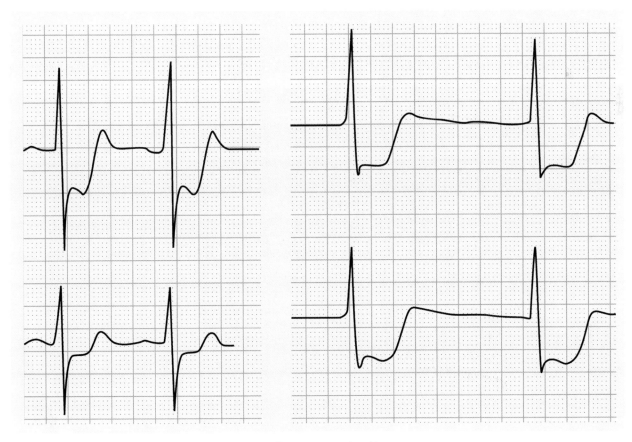

▲ 图 13-17　ST 段压低

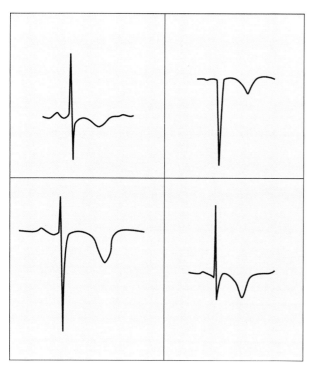

▲ 图 13-18　急性冠脉综合征中 T 波倒置

理和仔细观察的（de Winter 等，2016）。

（四）R 波递增

R 波递增是指胸导联中 R 波振幅的增加。在正常患者中（即那些当前或过去没有发生急性冠脉综合征的患者），V_1 导联中 R 波缺失，在 V_2 导联中 R 波存在但远小于 S 波，并且相对于 S 波的大小会持续增加，直到在 V_4 导联中 R 波大于 S 波。当 R 波递增消失时，$V_1 \sim V_3$ 导联中的 R 波较小。这是一个非特异性的缺血标志，但它可以表明过去发生过心肌梗死。

（五）完全性心脏传导阻滞

心脏传导阻滞可能是心肌缺血的一个特征。房室结由右冠状动脉供血，当发生缺血时可能会出现阻滞。这种情况在右冠状动脉梗死（下壁 ST 段抬高型心肌梗死）最为常见，可能需要经皮起搏治疗。事实上，不稳定的完全性心脏传导阻滞和胸痛的组合被认为是 ST 段抬高型心肌梗死的强烈提示因素。

三、ST 段抬高型心肌梗死的误诊因素

除 STEMI 以外，还有其他疾病会引起 ST 段抬高及其他与 ACS 相关的典型表现。虽然诊断 STEMI 至关重要，但有的疾病也可以见到类似急性心肌梗死中心电图的改变，还可以混淆或隐藏 STEMI 中的发现。类似 STEMI 的改变包括良性早期复极、急性心包炎和左心室室壁瘤，而混淆

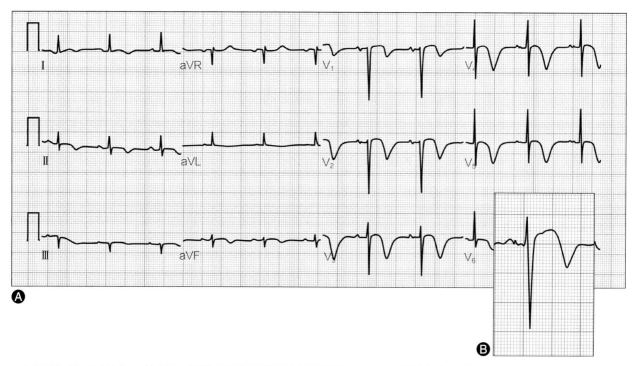

▲ 图 13-19　A. Wellens 综合征，表现为前侧壁导联的深度倒置 T 波；B. Wellens 综合征中见到的另一种 T 波异常，即双相 T 波

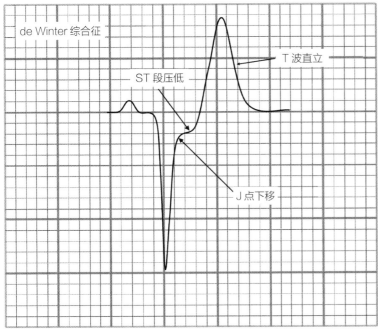

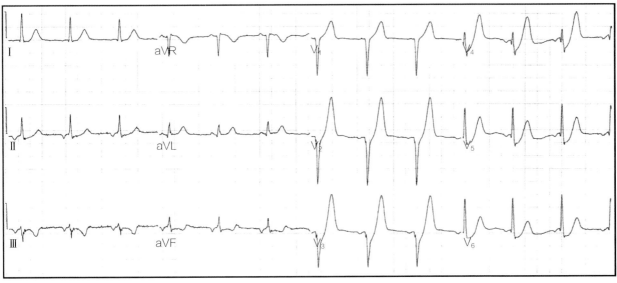

▲ 图 13-20　A. de Winter 综合征：注意 T 波直立、J 点下移和 ST 段压低；B. de Winter 综合征患者的 12 导联心电图：注意 V₂、V₃ 和 V₄ 导联中 T 波直立、J 点下移和 ST 段压低

ECG 的因素包括左心室肥厚、左束支传导阻滞和心室起搏模式；这些疾病也有类似 STEMI 和其他 ACS 表现的心电图改变。

（一）早期复极综合征

BER 是一种心电图综合征，表现为 ST 段抬高，在普通人群中的发生率约为 1%，在急诊科（emergency department，ED）胸痛患者中经常见到。

这种情况是一种良性的心电图发现，既不能提示也不能排除急性冠脉综合征。其特征（图 13-21）是广泛的 ST 段抬高，ST 段初始部分凹面向上，J 点（QRS 波群与 ST 段的连接处）处 QRS 波群的末端切迹或顿挫，以及大幅度一致性 T 波。值得注意的是，BER 中的 J 点抬高通常小于 3.5mm，并且 ST 段抬高一般在胸导联中最明显。BER 很少表现为孤立的肢体导联 ST 段抬高；与 BER 相

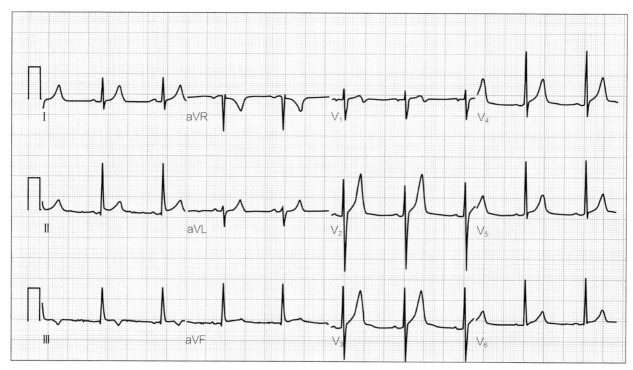

▲ 图 13-21 良性早期复极，表现为 V_1~V_5 导联及 II 导联中的凹面 ST 段抬高

关的 ST 段抬高最常见于右侧至中部胸导联，有时伴随下壁导联的 ST 段抬高；如果只观察到 BER 相关的下壁导联 ST 段抬高，应仔细考虑是否是 ST 段抬高型心肌梗死。

（二）心包炎

心包炎的特征是心包的炎症，心包是包围心脏的组织。虽然心包在电生理上没有特殊表现，但如果刺激到表浅的心外膜（心肌的最外层），可能会导致与急性心包炎相关的 ST 段变化，更准确地说，是急性心肌心包炎。事实上，ST 段抬高（图 13-21）通常出现在多个导联中，除了 aVR 导联外。心包炎可能还伴有广泛的 PR 段压低，在下壁导联和 V_6 导联中最容易看到；aVR 导联可以显示对应性 PR 段抬高，这很容易被观察到。请参见图 13-22 了解急性心肌心包炎的心电图表现。

（三）左心室室壁瘤

左心室室壁瘤被定义为局部心肌梗死区域，在收缩期和舒张期均向外突出。左心室室壁瘤最常在大面积前壁梗死后出现，但也可能在下壁和后壁心肌梗死后出现。在大多数情况下，左心室室壁瘤在心电图上表现为不同程度的 ST 段抬高，

难以与 ST 段抬高型心肌梗死所致的 ST 段变化区分开来。一般情况下，ST 段抬高与前胸导联中已经存在的病理性 Q 波相关联；同时，T 波可能会直立且振幅较小，或者呈倒置状态。

（四）左束支传导阻滞和心室起搏模式

左束支传导阻滞和心室起搏模式都是令人困惑且易于混淆的心电图表现。

（五）左心室肥厚

像左束支传导阻滞一样，左心室肥厚是一种既令人困惑又与心肌梗死类似的心电图综合征。存在许多不同特异性和敏感性的模型用于通过心电图诊断 LVH。其中最准确且最易使用的模型之一是 Sokolow-Lyon 标准。这个模型考虑了胸导联中 QRS 波群的大小。如果 V_1 或 V_2 导联中最大的 Q 波与 V_5 或 V_6 中最大的 R 波的振幅相加，总和超过 35mm，则很可能诊断为 LVH。为什么考虑 LVH 的诊断很重要？大约 75% 的 LVH 患者表现出应变模式，应变模式包括显著的 ST 段变化（抬高和下降）和 T 波异常（突出的 T 波和 T 波倒置）。

伴应变模式的左心室肥厚与 R 波进展不良有关，最常见的表现为 QS 波形；这些波形位于 V_1、

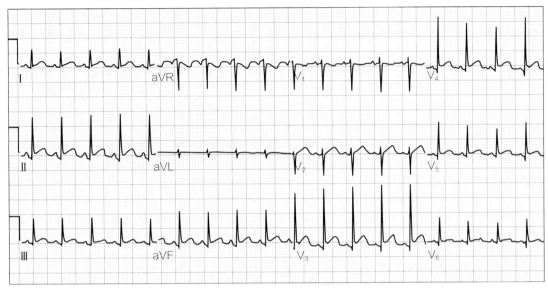

▲ 图 13-22　急性心肌心包炎也常被称为急性心包炎，表现为前壁和下壁导联的广泛 ST 段抬高。最佳观察 PR 段改变的导联是下壁
导联（PR 段压低）和 aVR 导联（PR 段抬高）

V_2 和 V_3 导联。在这些导联中，可以表现为 ST 段抬高，伴有直立的 T 波，振幅可能超过 5mm，误诊为急性前壁 ST 段抬高型心肌梗死。ST 段 -T 波复合体的初始、上升部分在 LVH 中通常呈凹形。侧壁导联（Ⅰ、aVL、V_5 和 V_6）表现为大且突出、正向的 QRS 波群，伴有显著的 ST 段压低和 T 波倒置。同样的心电图表现在 ACS 患者中也可出现。

一般而言，ST 段及 T 波异常可以根据 QRS 波群的方向预测。ST 段及 T 波与 QRS 波群的极性相反。前壁导联主要为负向的 QRS 波群，在这些导联中，ST 段抬高，T 波直立且有时相当突出。侧壁导联显示正向的 QRS 波群；在这些导联中，可见 ST 段下移和 T 波倒置。请参见图 13-23 查看 LVH 患者心电图中的 ST 段变化示例。

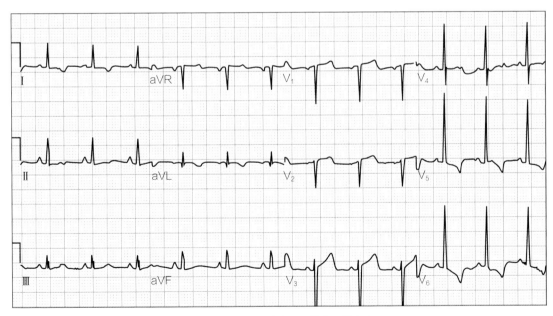

▲ 图 13-23　左心室肥厚的电压型改变
注意胸导联中的高 R 波群。同时也要注意应变模式，即胸导联中的 ST 段和 T 波异常。在 V_1～V_3 导联中可见 ST 段抬高，以及在 V_5 和 V_6 导联中伴随 T 波倒置的 ST 段压低

拓展阅读

［1］ Brady, W.J. and Chan, T.C. (1999). Electrocardiographic manifestations: benign early repolarization. J. Emerg. Med. 17: 473–478.

［2］ Brady, W.J., Harrigan, R.A., and Chan, T.C. (2006). Acute coronary syndromes. In: Rosen's Emergency Medicine: Concepts and Clinical Practice, 6e (ed. J.A. Marx, R.S. Hockberger, R. Walls, et al.), 1154–1199. Mosby Elsevier.

［3］ Bauml, M.A. and Underwood, D.A. (2010). Left ventricular hypertrophy: an overlooked cardiovascular risk factor. Cleve Clin. J. Med. 77: 381–387.

［4］ Khandaker, M.H., Espinosa, R.E., Nishimura, R.A. et al. (2010). Pericardial disease: diagnosis and management. Mayo Clin Proc. 85: 572–593.

参考文献

［1］ Meyers, H.P., Limkakeng, A.T., Jaffa, E.J. et al. (2015). Validation of the modified Sgarbossa criteria for acute coronary occlusion in the setting of left bundle branch block: A retrospective case–control study. Am. Heart. J. 170: 1255–1264.

［2］ Sgarbossa, E.B., Pinski, S.L., Barbagelata, A. et al. (1996). Electrocardiographic diagnosis of evolving acute myocardial infarction in the presence of left bundle branch block. N. Engl. J. Med. 334: 481–487.

［3］ de Winter, R.W., Adams, R., Verouden, N.J.W. et al. (2016). Precordial junctional ST-segment depression with tall symmetric T-waves signifying proximal LAD occlusion, case reports of STEMI equivalence. J. Electrocardiol. 49: 76–80.

第四篇　特殊人群、高危情况及先进心电图技术

Special Populations, High-Risk Presentation Scenarios, and Advanced Electrocardiographic Techniques

第 14 章　儿童心电图

The Electrocardiogram in the Pediatric Patient

Robert Rutherford　Robin Naples　William J. Brady　著

李　丹　译

儿童心电图（electrocardiogram，ECG）的分析方法与成人相似，但需注意年龄相关的正常值和特殊发现。儿童 ECG 与成人有明显差异，尤其是在新生儿和婴儿期。因此，评估儿童 ECG 时应关注心率、节律、轴向及 PR 间期、QRS 波群和 QT 间期等参数，并结合年龄相关的正常形态学发现来判断是否异常。

对临床医师而言，了解 ECG 中的年龄相关发现和趋势比记住具体数值更重要。同时，了解胎儿循环到成人心血管系统转变的过程，对理解儿童 ECG 也十分重要。胎儿循环中，由于肺血管的缺氧收缩，肺循环成为高压系统，导致右心室向左心室优先流动，形成压力梯度。这些因素使得胎儿的右心循环占主导地位。随着婴儿期肺血管阻力的降低，数年内逐渐形成成人循环模式。这些变化使左心室逐渐成熟，因此，在出生后不久的时间里，ECG 呈现出一种右心型的形态学发现。随着心脏的生长和左心循环逐渐占主导地位，ECG 将呈现出与年龄相关的正常模式。到了青春期早期到中期，儿童和成年人的心脏及 ECG 几乎无法区分。通过对心率、节律、轴向及 PR 间期、QRS 波群和 QT 间期进行系统评估，可以识别大部分临床相关的儿童 ECG 异常。

一、心率和心律

儿童患者的心率随年龄变化（表 14-1）。在出生后的第 2 个月达到峰值后，随着逐渐成熟的左心室能够通过增加每搏输出量而不是心率来促进心脏输出，心率逐渐下降至成人水平。儿童心率的正常值范围比成人更广泛，因此即使心率在正常范围内，也必须考虑患者的临床状态。与成人一样，正常的儿童心律也是窦性节律，P 波起源于窦房结，PR 间期持续恒定，每个 QRS 波群都有一个相应的 P 波（图 14-1A 和 B）；在 12 导

表 14-1　儿童心电图各年龄段正常值

年　龄	脉搏（次/分）	QRS 电轴（°）	PR 间期（s）	QRS 波群（s）
＜1 周龄	90～160	60～180	0.08～0.15	0.03～0.08
1—3 周龄	100～180	45～160	0.08～0.15	0.03～0.08
1—2 月龄	120～180	30～135	0.08～0.15	0.03～0.08
3—5 月龄	105～185	0～135	0.08～0.15	0.03～0.08
6—11 月龄	110～170	0～135	0.07～0.16	0.03～0.08
1—2 岁	90～165	0～110	0.08～0.16	0.03～0.08
3—4 岁	70～140	0～120	0.09～0.17	0.04～0.08
5—7 岁	65～140	0～110	0.09～0.17	0.04～0.08
8—11 岁	60～130	−15～110	0.09～0.17	0.04～0.09
12—15 岁	65～130	−15～110	0.09～0.18	0.04～0.09

联心电图中，Ⅰ、Ⅱ、Ⅲ导联的 T 波是直立的（图
14-1B）。窦性心律不齐（图 14-1C）是一种正
常的变异节律，除节律稍微不规则外，满足正常
窦性节律的所有诊断标准，不提示任何形式的潜
在病理。对这些结构及其相互关系的分析将有助
于节律评估，并使临床医生能够确定大多数心脏

节律。

二、QRS 电轴

儿童心电图的心电轴与成人有所不同，因为
它在一段时间内是可预测的动态变化。这种动态
性主要是由于从胎儿到新生儿再到成人循环模式

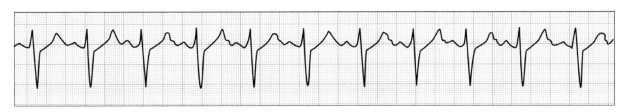

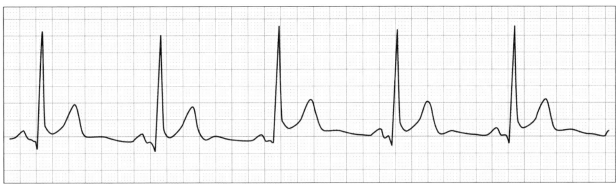

Ⓐ

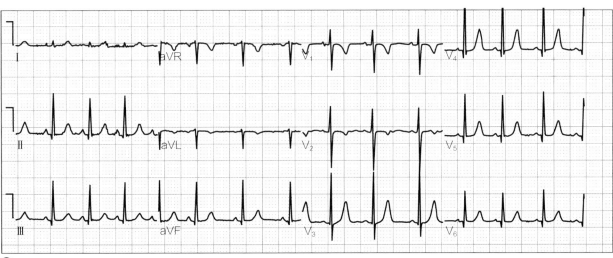

Ⓑ

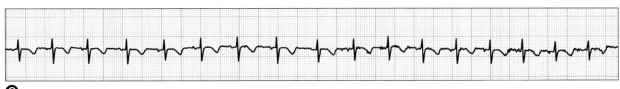

Ⓒ

▲ 图 14-1　A. 2 例儿童患者的正常窦性心律，上图为 2 月龄婴儿，下图为 16 岁男性；B. 较大婴儿的窦性心律，肢体导联中的 P 波直立，
还要注意右胸导联（青少年 T 波型）的 T 波倒置，以及胸导联中正的 QRS 波群；C. 窦性心律不齐，是一种正常的变异

的转变引起的右心功能和左心功能之间的变化。最明显的变化发生在出生后的第 1 年中，当心电轴从适应年龄的右偏与正常成人轴线更一致的模式转变时，其中最明显的是 V_1 和 V_2 导联中突出的 R 波，反映出优势的右心室和 V_5、V_6 导联中较小的 R 波，表明相对薄壁的左心室（图 14-1B 和图 14-2）。随着左心室在增加的工作负荷下成熟，R 波逐渐接近成人的标准，右胸导联（$V_1 \sim V_3$）中出现微小或无 R 波，左胸导联（$V_4 \sim V_6$）中出现明显的 R 波。

三、T 波

儿童心电图中，肢体导联上的 T 波通常是直立的。然而，在胸导联（主要是 $V_1 \sim V_4$ 导联），T 波经常呈负向，事实上，T 波呈负向被认为是正常的，这在成人和儿童心电图之间形成了一个重要的"解释差异"区域（图 14-1B 和图 14-2）。这种 T 波倒置的分布被称为青少年 T 波模式。这种青少年 T 波模式可能持续到青春期。实际上，在儿童患者中，$V_1 \sim V_4$ 导联上的直立 T 波可能是右心室肥厚的心脏病理证据。

四、间期

与心率一样，儿童的 PR 间期和 QRS 波群持续时间随年龄而变化（表 14-1）。新生儿的 PR 间期较短，QRS 波群较窄，随着心脏肌肉和传导系统的成熟而增加。在评估心电图时，必须使用与年龄相适应的间期来确定房室传导阻滞和 QRS 波群变宽的存在。例如，一个 PR 间期为 0.2s 的新生儿明显超出了正常范围，因此属于一度房室传导阻滞，而具有相同 PR 间期的较大儿童或成人则被认为是正常的。

对于婴儿、儿童和青少年，QT 间期的评估更为直接。QT 间期校正为心率，并表示为校正 QT 间期或 QTc 间期。儿童和成人的 QTc 计算相同（$QTc=QT/\sqrt{RR}$）。正常的 QTc 值小于 0.450s。

五、常见的心律失常
（一）阵发性室上性心动过速

阵发性室上性心动过速是最常见的儿童心律失常。它可以发生在任何年龄，但通常发生在婴儿期（框 14-1 和框 14-2）。PSVT 发生的两种常见机制包括房室折返性心动过速（如 Wolff-Parkinson-White 综合征，在儿童中更常见）和房室结内折返性心动过速（在青少年中更常见）。对这两种原因进行区分对急诊医生来说很困难，大多也是不必要的。PSVT 患者的临床表现通常是婴儿时的烦躁不安、昏睡或进食困难，以及较大儿童时的心悸、呼吸困难或头晕。心电图显示间歇性、窄 QRS 波群的规则快速心动过速，心率约为 220

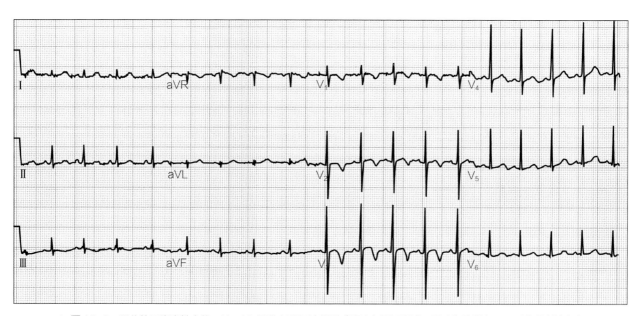

▲ 图 14-2　婴儿的正常窦性心律，$V_1 \sim V_3$ 导联出现 T 波倒置（青少年型 T 波），同时胸导联中 QRS 波群主波向上

框 14-1 儿童心律失常的临床注意事项

窦性心律不齐
* 不规则的 RR 间期
* 在吸气期间脉搏率增加，在呼气期间减少
* 正常表现，无须治疗

窦性心动过速
* 考虑与年龄相适应的范围
* 可由激动、发热、低血容量、低氧血症或疼痛引起
* 寻找原因

Wolf-Parkinson-White 综合征
* 在正常窦性心律中，表现为缩短的 PR 间期、斜行的 QRS 波群上升（δ波）和 QRS 波群轻度增宽
* 与类似 PSVT 的窄 QRS 波群心动过速相关
* 还可能出现另外两种心动过速：心房颤动伴快心室率和宽 QRS 波群；宽 QRS 波群心动过速

心房颤动 / 扑动
* 儿童罕见
* 通常与先天性或后天获得性心脏病相关

长 QT 综合征，可伴或不伴多形性 VT
* 几种先天性形式
* 也可能与电解质异常和药物不良反应相关
* 可能有晕厥或猝死的家族史
* 因为伴随 VT 或尖端扭转型 VT 而出现心悸、晕厥或突发性心脏死亡

加速性室性自主心律
* 良性小儿心律，经常与 VT 混淆
* 很少快于 150 次 / 分
* 在先天性心脏修复后可能存在多年

室性心动过速
* 儿童罕见
* 考虑年龄相适应的 QRS 时限
* 应假定 QRS 波群过宽为 VT，直到证明为止
* 确定任何可逆原因并尽可能治疗

心室颤动
* 可能是小儿心搏骤停者的心律表现
* 开始高级生命支持治疗，包括电击除颤

PSVT. 阵发性室上性心动过速；VT. 室性心动过速

框 14-2 治疗考虑事项：儿童心律失常的管理

阵发性室上性心动过速
* 喉反射治疗（哺乳动物潜水反射、Valsalva 动作、单侧颈动脉按摩）
* 腺苷 0.1mg/kg 静脉注射（最大剂量为 0.25mg/kg）
* 若血流动力学不稳定，电复律（0.5～2J/kg）

心动过缓
* 辅助氧气
* 肾上腺素（1：10 000）0.01mg/kg 静脉注射
* 阿托品 0.02mg/kg 静脉注射

长 QT 综合征 / 尖端扭转型室性心动过速
* 硫酸镁 3～12mg/kg 静脉注射
* 如果出现危及生命的心律失常，1～2J/kg 紧急除颤

室性心动过速（稳定）
* 胺碘酮 5mg/kg 静脉注射

室性心动过速（不稳定）或心室颤动
* 电复律 / 除颤（1～2J/kg）
* 肾上腺素（1：10 000）0.01mg/kg 静脉注射

次 / 分（范围为 180～300 次 / 分），没有明显的 P 波和很少 RR 变异（图 14-3A 和 B）。在极快的心室率下，由于束支系统无法以足够快的速率复极化，QRS 波群可能会加宽，导致室内差异性传导和 QRS 波群增宽（图 14-3C）。

在某些患者中可能出现 P′波，这种被称为逆行 P 波（图 14-3D）。这种 P′波与节律起源无关；当冲动在室上性起搏点产生时，它向远端传至心室，产生心室去极化（即 QRS 波群），同时逆行地回传到心房组织，引起去极化并产生 P′波（逆行 P 波）。这些 P′波通常位于 QRS 波群旁边，之前或之后，并且通常是倒置的。

（二）窦性心动过缓

儿童患者的窦性心动过缓（图 14-4）通常是更严重、急性潜在疾病的体征。重要的是考虑儿童患者的年龄适应性范围，并识别出心动过缓的节律。心动过缓通常是由急性呼吸衰竭引起的，伴有低氧血症，但也可能是由于颅内压增高、甲状腺功能减退和药物过量（如可乐定、地高辛、β 受体阻滞药、钙离子通道阻滞药）引起。识别和尽可能治疗心动过缓的可逆原因可能是挽救生命的措施。心动过缓可能是窦性起源的，具有窦性节律的所有特征（P 波直立，P 波 -QRS 波群对应关系）；明显的例外是窦性节律的心率低于正常下限（图 14-4A）。还会遇到交界区（或房室结区）（图 14-4B）和特发性室性（图 14-4C）心动过缓，但通常出现在更严重的心肺病理情况下。当 QRS 波群宽度正常且规则发生，并且没有 P 波时称为交界性心动过缓；当 QRS 波群宽度加宽且规则发生，也没有相关的 P 波时，则称为特发性室性心动过缓。

（三）传导阻滞

在确定儿童患者的房室传导阻滞程度时，重要的是结合年龄适应性范围。在所有这些情况下，与成人的房室传导阻滞诊断应用的标准相同；关键问题是 PR 间期的性质，以及 P 波与

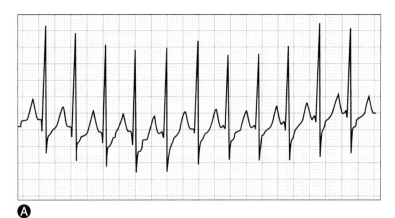

Ⓐ

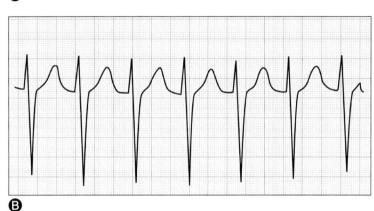

Ⓑ

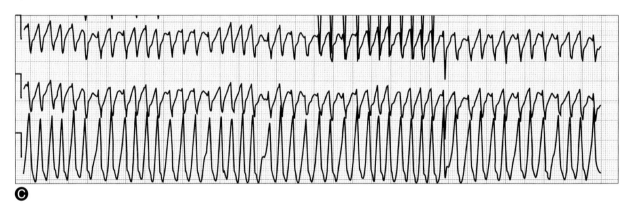

Ⓒ

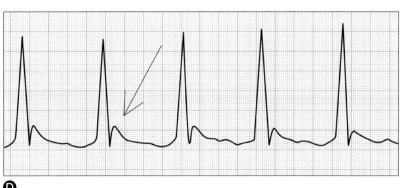

Ⓓ

▲ 图 14-3　阵发性室上性心动过速

A. 新生儿窄 QRS 波群心动过速，符合阵发性室上性心动过速的特点；B. 青少年窄 QRS 波群心动过速，符合阵发性室上性心动过速的特点；C. 心动过速极快，QRS 波群宽窄不一，出现 QRS 波群增宽是由束支室内差异性传导引起的（与心率有关的左右束支传导阻滞），这种情况仍然属于阵发性室上性心动过速；D. 阵发性室上性心动过速时呈现逆行 P 波（箭）

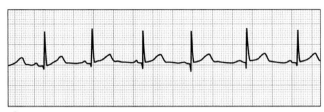

Ⓐ

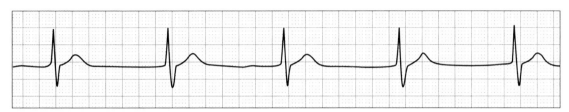

Ⓑ

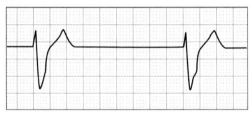

Ⓒ

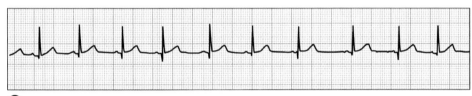

Ⓓ

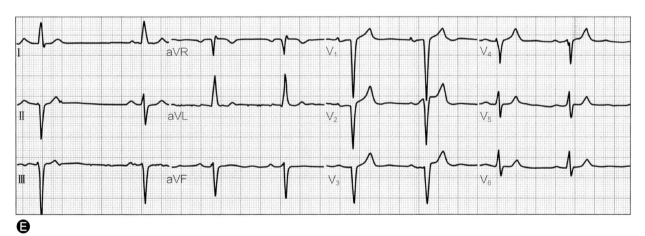

Ⓔ

▲ 图 14-4　心动过缓

A. 窦性心动过缓；B. 交界性心动过缓；C. 特发性室性心动过缓；D. 先天性脑积水伴颅内压增高的新生儿窦性心动过缓；E.1 日龄先天性心脏病患儿的明显窦性心动过缓伴一度房室传导阻滞和 QRS 波群增宽

QRS 波群之间的关系。一度房室传导阻滞通常在儿童患者中是良性情况，除非它是潜在疾病（如有毒物质摄入）的表现。二度房室传导阻滞也见于儿童患者。Mobitz Ⅰ 型传导阻滞通常被认为是儿童患者的正常变异，除非正在处理急性病理，如有毒物质摄入；Mobitz Ⅱ 型房室传导阻滞始终是异常的，提示严重的潜在心脏病变。三度或完全性房室传导阻滞可以是先天性的，也可以是后天获得性的，并且始终是异常的。与结构性心脏病无关的先天性完全性房室传导阻滞通常在宫内通过持久的胎儿心动过缓来检测到。

与结构性心脏病相关的完全性先天性阻滞预后较差。先天性完全性房室传导阻滞以窄 QRS 波群多见，而在较大儿童中观察到的后天获得性完全性房室传导阻滞以宽 QRS 波群多见。

第 15 章　中毒患者的心电图
The Electrocardiogram in the Poisoned Patient

Steven H. Mitchell　Christopher P. Holstege　William J. Brady　著

王毅娜　译

药物的扩散和滥用，导致心脏因药物过量而中毒是当今院前医学的现状。毒性可导致各种心电图变化，对患者构成危及生命的风险。管理服药过量患者的临床医生应该意识到急性中毒患者可能发生的各种心电图变化。这些心电图异常包括 PR 间期延长、QRS 波群增宽、T 波和 ST 段改变、QT 间期延长（图 15-1）。

潜在的毒素可根据其对心脏的影响分为几大类（框 15-1）。识别与每一类相一致的变化将有助于临床医生确定毒性的严重程度及其相关风险；此外，认识到这些变化可以在用药过量的情况下给出最合适的治疗方案（框 15-2）。以下详细讨论了主要药物毒性的分类。

一、钾离子通道阻滞药

心肌复极，在心电图上用 T 波表示，主要是由钾离子从心肌细胞中外流引起的。钾离子向外运动的阻滞延长了动作电位，随后延长了心电图的 QT 间期（图 15-1）。在这些情况下，患者可能会出现室性心律失常，包括尖端扭转型室性心动过速。常见的药物类别包括抗生素、镇吐药和抗组胺药（表 15-1）。

钾离子通道阻滞药的心电图表现

QT 间期延长（图 15-2A）是钾离子通道阻

框 15-1	临床分类：表现为混合作用的毒素
可卡因	钠离子通道阻滞和交感神经兴奋性
苯海拉明	钠离子通道阻滞和抗胆碱能
丙二醇	钠离子通道阻滞和阿片类
三环类抗抑郁药	钠离子通道阻滞和钾离子通道阻滞
洋地黄类	洋地黄类毒性和高钾血症
维拉帕米和地尔硫草	钙离子通道阻滞和钠离子通道阻滞
普萘洛尔	β 受体阻滞和钠离子通道阻滞
索他洛尔	β 受体阻滞和钾离子通道外流阻滞

滞药的标志，可能导致多种折返性心律失常，如多形性室性心动过速，最常见的形式是尖端扭转型室性心动过速（图 15-2B）。QT 间期的测量是从 QRS 波群开始到 T 波结束，受患者心率的影响。有几个已经开发的公式可利用 RR 间期来校正心率对 QT 间期的影响。当评估窦性心律患者的心律图时，若 QT 间期大于 RR 间期的一半，可能表明 QT 间期延长（图 15-2C）。计算机心电图判读利用 QTc 间期校正 QT 间期，其使用公式为 QTc=QT/$\sqrt{RR}$。一般来说，当 QTc 超过 450ms 时，提示 QTc 延长；确切地讲，当男性的 QTc 间期大于 440ms 而女性的 QTc 间期大于 460ms 时，为长 QT 间期。QTc 值大于 500ms 易导致心律失常。

二、钠离子通道阻滞药

心脏钠离子通道位于细胞膜中，并随着动作电位而迅速打开。这种钠离子通道的快速开放引起钠离子内流导致细胞去极化，进而将动作电位扩布至整个心室。QRS 波群代表左、右心室的心

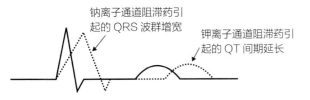

钠离子通道阻滞药引起的 QRS 波群增宽

钾离子通道阻滞药引起的 QT 间期延长

▲ 图 15-1　钠离子通道阻滞药和钾离子通道阻滞药对心电图 QRS 波群和 QT 间期的影响

框 15-2 特定心脏毒性反应的治疗注意事项		
钾离子通道阻滞药	尖端扭转型室性心动过速	• 静脉注射硫酸镁（成人 1～2g）；超速起搏
钠离子通道阻滞药	QRS 波群增宽	• 静脉注射碳酸氢钠（1～2mEq/kg），每隔 1～2min 给药 1 次，直至 QRS 波群变窄
洋地黄类药物	心动过缓	• 静脉注射阿托品（0.5～2mg）
	高钾血症	• 静脉注射碳酸氢钠（1mEq/kg）、胰岛素和葡萄糖 • 避免使用钙剂，否则可引起心搏骤停
	室性心动过速	• 静脉注射利多卡因（成人 50～100mg，儿童 1mg/kg）
钙离子通道阻滞药	低血压	• 静脉注射氯化钙或葡萄糖酸钙，每隔 5～10min 给药 1 次
	心动过缓	• 静脉注射胰高血糖素（3～5mg 在 1～2min 内输注完毕，每隔 5min 重复 1 次，直至达到 10mg 的最大剂量） • 静脉注射肾上腺素（1μg/min 输注，根据需要调整剂量）
β 受体阻滞药	心动过缓和低血压	• 静脉注射葡萄糖酸钙（5～10mg 快速注射，必要时重复） • 静脉注射肾上腺素（1μg/min 输注，根据需要调节剂量）

表 15-1 钾离子通道阻滞药

抗组胺药	苄普地尔	Ⅲ类抗心律失常药	红霉素
阿米唑仑	**氯喹**	• 胺碘酮	**氟喹诺酮类**
• 克拉霉素	**西酞普兰**	• 多非利特	• 环丙沙星
• 苯海拉明	**克拉霉素**	• 伊布利特	• 甲磺酸加替沙星
• 西替利嗪		• 索他洛尔	• 左氧氟沙星
• 特菲那定			• 莫西沙星
			• 司帕沙星
抗精神病药	**ⅠA 类抗心律失常药物**	**三环类抗抑郁药**	
• 氯丙嗪	• 丙吡胺	• 阿米替林	
• 氟哌啶醇	• 奎尼丁	• 阿莫沙平	
• 美索达嗪	• 普鲁卡因胺	• 去甲替林	
• 匹莫齐特	**ⅠC 类抗心律失常药**	• 多塞平	
• 喹硫平	• 安卡奈德	• 丙米嗪	
• 利培酮	• 氟卡尼	• 地昔帕明	
• 硫利达嗪	• 普罗帕酮	• 马普替林	
• 齐拉西酮			

肌细胞去极化。阻断钠离子内流会导致 QRS 波群增宽（图 15-1）。常见的钠离子通道阻滞药物包括抗抑郁药、抗心律失常药和苯海拉明（表 15-2）。

钠离子通道阻断在心电图上表现为 QRS 波群增宽，通常大于 120ms。中毒早期影响去极化的第一阶段（0 期），因此，去极化的上升速度减慢。随着毒性的增加，以及可用于去极化的钠离子通

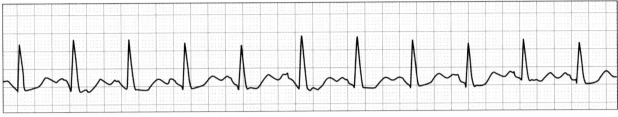

Ⓐ

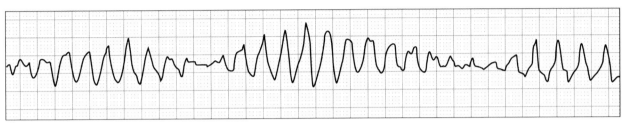

Ⓑ

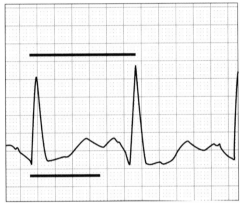

Ⓒ

━━━━━━━━　= RR 间期

━━━━━━━━　= QT 间期

此图中，对于此心率而言，QT 间期显著延长，
并且 QT 间期长于此 RR 间期的 1/2

▲ 图 15-2　A. 窦性心动过速心率为 104 次 / 分时，QT 间期延长；B. 伴 QT 间期延长的多形性室性心动过速（尖端扭转型室性心动过速）；C.QT 间期延长的测定，如果 QT 间期长于同期 RR 间期的一半，则此 QT 间期延长

道的减少，QRS 波群持续增宽（图 15-3A 和 B），最终形成正弦波。直至心搏停止。钠离子通道阻滞药也可能延缓心室内传导，而这可能引起室性心动过速折返环的产生（图 15-3C）。因此，在这种情况下，可以看到广泛、复杂的心动过速，是由室上性心动过速伴室内差异性传导或室性心动过速引起。

三、强心苷类毒性

心脏细胞中的腺苷三磷酸钠钾泵可使钠从细胞中排出，钾进入细胞。强心苷的作用是抑制心脏细胞中的钠钾泵。细胞外钾离子和细胞内钠离子的增加，加上迷走神经张力的增高，可能直接引起房室结抑制，可能导致严重的心脏紊乱和心

电图异常。

强心苷在治疗上用于增加心肌收缩力和延缓房室传导。强心苷类药物在日常生活中广泛存在，如地高辛和其他洋地黄衍生物。地高辛历来用于治疗心房颤动和充血性心力衰竭。强心苷类也以非处方的植物形式存在，并存在一定的不良反应（表 15-3）。

表 15-3　与洋地黄毒性相关的植物

* 洋地黄（毛地黄）
* 夹竹桃（夹竹桃属）
* 旋花羊角拗（乌本苷）
* 秘鲁黄夹竹桃（黄夹竹桃）
* 铃兰（铃兰属植物）
* 海葱（海葱属）

表 15-2　钠离子通道阻滞药物

◦ 金刚烷胺	◦ ⅠA 类抗心律失常药	◦ 三环类抗抑郁药	◦ 羟氯喹
◦ 卡马西平	◦ 丙吡胺	◦ 阿米替林	◦ 吩噻嗪类
◦ 氯喹	◦ 奎尼丁	◦ 阿莫沙平	◦ 美多利嗪
◦ 西酞普兰	◦ 普鲁卡因胺	◦ 去甲替林	◦ 甲硫哒嗪
◦ 可卡因	◦ ⅠC 类抗心律失常药	◦ 多塞平	◦ 普萘洛尔
◦ 地尔硫䓬	◦ 安卡奈德	◦ 丙米嗪	◦ 丙氧酚
◦ 苯海拉明	◦ 氟卡尼	◦ 地昔帕明	◦ 奎宁
	◦ 普罗帕酮	◦ 马普替林	◦ 维拉帕米

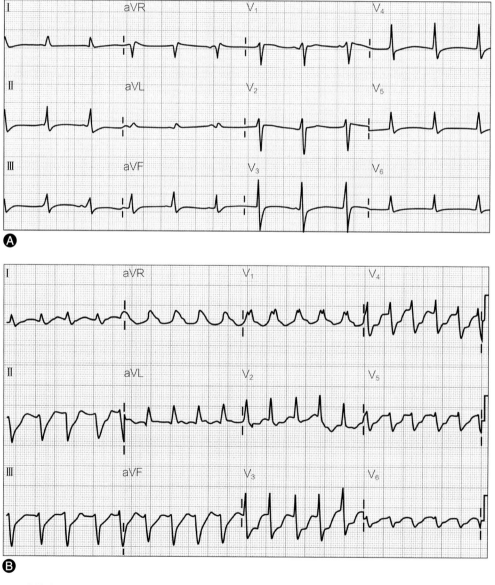

▲ 图 15-3　A. 具有钠离子通道阻滞作用的心脏毒性药物摄入时，QRS 波群小幅增宽；B. 三环类抗抑郁药过量应用引起的心电图特征性改变包括窦性心动过缓，Ⅰ 导联深 S 波，aVR 导联呈 R 型，以及 QRS 波群增宽

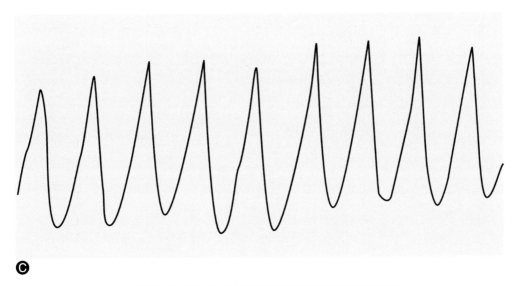

▲ 图 15-3（续）　C. 与钠离子通道阻滞相关的室性心动过速

强心苷的心电图表现

洋地黄效应是指与地高辛治疗相关的几种心电图变化。这些变化包括下垂或鱼钩样的 ST 段和呈曲棍球棒状的 T 波（图 15-4A）。T 波可能变平或异常倒置，ST 段压低。这些发现在具有高 R 波的导联中最为明显。迷走神经张力增加可能导致 PR 间期延长，QT 间期缩短。这些变化并不代表毒性，而是在药物的治疗水平上观察到，并且被严格定义为"洋地黄效应"。

强心苷毒性水平的作用可导致心肌兴奋性和抑制性的双重表现，从而产生各种心电图异常和心律失常（图 15-4A 和 B）。在实践中，强心苷中毒的患者可能与以下机制相关。

1. 自律性增强（起搏点去极化能力增强）　细胞内钙离子含量升高导致房性、交界性或室性期前收缩。与毒性相关最常见的心律失常是窦性心律或心房颤动时频发的室性期前收缩（图 15-4C）。

2. 迷走神经张力增加　房室结传导延缓导致窦性心动过缓、交界性心动过缓（图 15-4B）、束支传导阻滞或所有类别的房室结传导阻滞（一度、二度和三度）。

3. 兴奋性和抑制性的组合　这种组合可能导致房性心动过速伴房室传导阻滞或二度房室传导阻滞伴交界性期前收缩的图形。兴奋性和抑制性

作用的结合，心律失常高度提示强心苷类毒性，包括伴有阻滞程度多变的阵发性房性心动过速、交界性心动过速和慢心室率心房颤动。

四、钙离子通道阻滞药毒性

随着钙离子通道阻滞药（calcium channel blockers，CCB）这一大类药物的使用急剧增加，其中毒发生率也显著增加。有三类 CCB 药物具有不同的心血管影响（表 15-4）。

所有 CCB 都抑制心脏和平滑肌细胞细胞膜内的钙离子通道。在心肌细胞中，钙离子通道的抑制阻止了钙从细胞外转移到细胞内。心肌细胞内钙离子的减少导致传导减慢、收缩力下降和心输出量下降。

钙离子通道阻滞药的心电图表现

在大量接触 CCB 后，最初的心率通常是窦性心动过缓，可能有症状，也可能没有症状。随着 CCB 剂量的增加，患者可能会发展为与传导系统进一步被抑制相对应的节律。所有类型的房室传导阻滞（一度、二度和三度）、缓慢型的交界性和室性心律失常都可能发生（图 15-5A）。强有力的证据表明，CCB 对心脏钠离子通道也具有交叉亲和力，从而导致 QRS 波群增宽。QRS 波群增宽增加了室性心律失常发生的可能性（图 15-5B）。

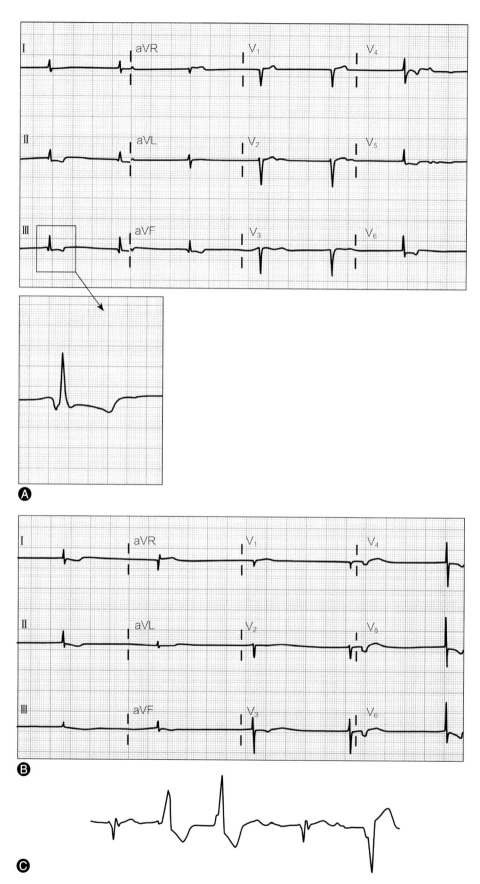

▲ 图 15-4　A. 洋地黄效应的特征性心电图变化，此为地高辛存在于体内的无毒表现；然而，此图中为交界性心律，可能是中毒的征兆。B. 洋地黄中毒的心电图，伴有交界性心动过缓。C. 地高辛过量时，表现为频发的室性期前收缩伴心动过缓

五、β 受体阻滞药毒性

β 受体阻滞药（β-Blockers，BB）因其治疗高血压、缺血性心脏病和心律失常等疾病的疗效而被广泛应用，目前有多种可用的 BB 类药物（表 15-5）。BB 竞争性抑制全身的 β 受体。$β_1$ 受体的抑制导致心率和心肌收缩力下降，同时伴随房室结传导功能减弱。$β_2$ 受体的抑制导致血管、支气管和胃肠道平滑肌松弛。每种 BB 对 $β_1$ 和 $β_2$ 受体具有不同的亲和力。一些药物在阻断 β 受体活性的同时也阻断其他类型的受体，如 α 受体（如拉贝洛尔）、心脏钠离子通道（如普萘洛尔）和心脏钾离子通道（如索他洛尔）。

β 受体阻滞药的心电图表现

在急性用药过量的情况下，BB 对心血管系统影响最为明显。与 CCB 类似，$β_1$ 受体阻滞增强最初引起窦性心动过缓（图 15-6）和房室结传导延缓（这可能导致不同程度的房室传导阻滞）。心肌收缩力受损也可能导致低血压。

表 15-4　钙离子通道阻滞药的亚型分类、通道亲和力及心脏效应

亚型名称	外周血管平滑肌通道	心肌通道	心脏效应
二氢吡啶类（通过后缀"地平"定义） ● 尼非地平 ● 尼卡地平 ● 尼莫地平 ● 氨氯地平	高	低	低血压和反射性心动过速；对终止心动过速无效
苯丙胺类 ● 维拉帕米	低	高	房室结阻滞作用（强）；对终止心动过速有效
苯并噻嗪类 ● 地尔硫䓬	混合	混合	低血压和心动过缓

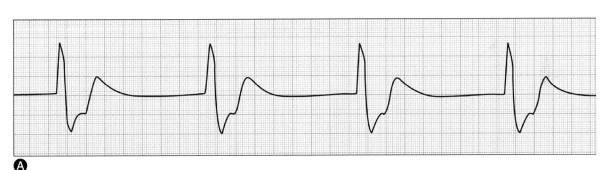

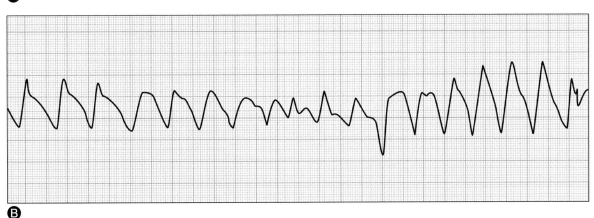

▲ 图 15-5　A. 钙离子通道阻滞药毒性引起的缓慢性心律失常（室性节律），心率 35 次 / 分，QRS 波群增宽；B. 钙离子通道阻滞药毒性引起的室性心律失常，即多形性室性心动过速中的尖端扭转型室性心动过速

表 15-5 β 受体阻滞药

醋丁洛尔	奈必洛尔	吲哚洛尔	纳多洛尔
阿替洛尔	美托洛尔	卡维地洛	普萘洛尔
倍他洛尔	阿布洛尔	拉贝洛尔	索他洛尔
比索洛尔	卡特洛尔	左布诺洛尔	替莫洛尔
艾司洛尔	普萘洛尔	美替洛尔	

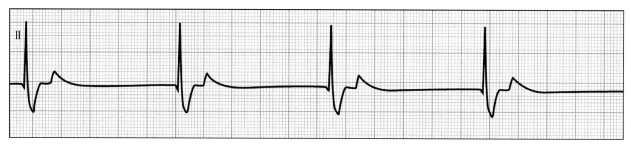

▲ 图 15-6 β 受体阻滞药毒性引起的交界性心动过缓，心率 30 次 / 分

第 16 章　高钾血症的心电图

The Electrocardiogram in Hyperkalemia

Steven H. Mitchell　　William J. Brady　**著**

杨向俐　　左　萍　**译**

高钾血症，即血清钾升高，是一种常见的电解质紊乱，在临床上多种因素都可以导致高钾血症（框 16-1）。高钾血症被认为是真正的"沉默杀手"，因为尽管高血清钾引起的心电图变化可能迅速导致终末期事件，但血清钾水平升高产生的临床症状可能不多。因此识别血清钾过高引起的心电图变化可对高钾血症进行早期干预、挽救生命（框 16-2）。

钾（K⁺）是体内最丰富的阳离子，大部分储存在细胞内。正是这种跨越细胞膜的巨大钾梯度，促成了心肌细胞及全身其他细胞的兴奋性。体内的钾主要由肾脏调节，人体每天排出的钾大部分（90%）通过肾脏排泄。因此，肾衰竭患者调节血钾的能力受损，容易出现高钾血症。此外，还有

框 16-1　高钾血症的原因

* 肾衰竭（急性和慢性）ª
* 肝脏疾病（严重 / 终末期）ª
* 心力衰竭（严重 / 终末期）ª
* 药物因素（部分）ª
  * 血管紧张素转换酶抑制药（如赖诺普利）
  * 血管紧张素受体阻滞药（如氯沙坦）
  * 非甾体抗炎药（如布洛芬）
  * 外源性（过量补充钾）
  * 保钾利尿药（如螺内酯）
  * 免疫抑制药（环孢素、他克莫司）
  * β 受体阻滞药（如美托洛尔）
  * 甲氧苄啶（抗生素）
  * 琥珀酰胆碱（烧伤、神经肌肉疾病患者）
* 过度使用食盐替代品（氯化钾）ª
* 溶血（创伤、烧伤、化疗后细胞死亡，释放量增加）
* 代谢性酸中毒
* 糖尿病酮症酸中毒
* Addison 病
* 高钾性周期性麻痹

a. 表示最常见的高钾血症的原因

框 16-2　治疗注意事项

* 三个治疗方向
  * 心肌细胞膜的稳定
  * 细胞内钾的瞬时迁移
  * 促进排钾
* 治疗通常能迅速改善心电图异常
* 治疗的效果是暂时的，很多时候需要重复治疗
* 治疗要以患者病情和心电图表现为指导（图 16-1）
* 心肌细胞膜的稳定性
  * 氯化钙 / 葡萄糖酸钙 1g 静脉注射
* 细胞内钾的瞬时迁移
  * 碳酸氢钠 1 安瓿静脉注射
  * 硫酸镁 1~2g 静脉注射
  * 葡萄糖（50%）1 安瓿静脉注射
  * 胰岛素（普通）2~10U 静脉注射
  * 沙丁胺醇雾化
  * 肾上腺素（1∶10 000）1mg 静脉注射，仅用于即将发生心脏停搏时
* 促进排钾
  * 通过阳离子交换树脂经胃肠道排钾
  * 通过使用袢利尿药经肾脏排钾
  * 血液透析

许多药物和临床条件可能促成或导致高钾血症。从本质上看，血清钾升高会导致心脏的电活动异常，这不仅会影响心脏的节律，还会影响激动的传导，导致心动过缓和传导异常。

一、心电图表现

心电图的变化与血清钾之间的关系因人而异。既往频繁出现高钾血症或血清钾缓慢进行性升高的患者，在血清钾处于较高水平时，可能不伴明显的心电图异常改变。相反，血清钾突然升高，如摄入毒素或急性肾损伤（肾衰竭）的快速发展，可能会在血清钾轻度升高时就出现心电图异常。表 16-1 列出了一般情况下血清钾水平与心电图表

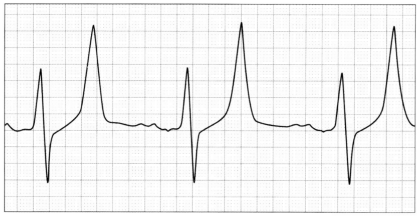

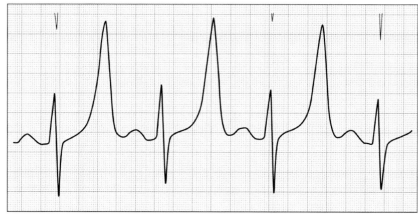

▲ 图 16-1 T 波高尖

注意高、窄、对称的 T 波，与高钾血症有关。T 波高尖在下壁导联（Ⅱ 和 Ⅲ 导联）和前壁导联（$V_2 \sim V_4$ 导联）最明显（图 16-2）

表 16-1 血清钾浓度及心电图表现

血清钾 [a]	心电图表现
轻度升高（5.5～6.5mEq/L）	• 帐篷样高尖 T 波
中度升高（6.5～8.0mEq/L）	• P 波振幅降低 • PR 间期延长 • QRS 波群增宽
重度升高（>8.0mEq/L）	• P 波消失 • 传导阻滞（房室传导阻滞 /室内阻滞） • 宽大的 QRS 波群与 T 波融合，呈正弦波 • 窦室传导 • 心室颤动 / 心搏停止

a. 随着血清钾水平的升高，心电图出现明显变化；两者的相关性在血清钾急性升高时有指导作用

现的关系，在血清钾急性升高时有指导作用，但不适用于慢性的复发性高钾血症。

高钾血症的心电图变化是逐步进展的，具体如下。

二、T 波

由于膜复极化增加，高钾血症最早的心电图表现是 T 波高尖或帐篷样 T 波（图 16-2），这也是最容易发现的。T 波高尖在下壁导联（Ⅱ、Ⅲ 导联）和前壁导联（$V_2 \sim V_4$ 导联）中最为明显（图 16-3）。高尖的 T 波通常又高又窄，像"教堂尖塔"；当血清钾进一步升高时，T 波会增宽（图 16-3）。然而，无论 T 波是窄还是宽，形态都保持对称，这有助于将其与 ST 段抬高型心肌梗死的超急性期缺血性 T 波区分开来，后者通常是不对称的。高钾血症时，典型倒置的 T 波（如左心室肥厚）可能会变为直立或"伪正常化"。

三、P 波和 PR 间期

在血清钾升高的初期，PR 间期会延长。随着血清钾的进一步升高，P 波形态发生变化。高钾血症时 P 波振幅减低，随着病情恶化，P 波最终可能完全消失。这种 P 波振幅的减低可能与高钾

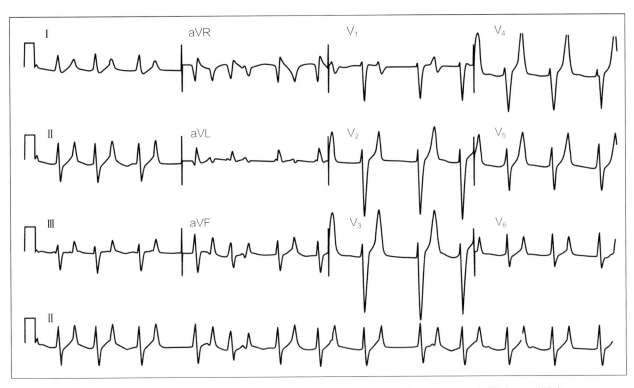

▲ 图 16-2　高钾血症时，心电图可见 T 波高尖（在 V₂～V₅ 导联最明显），以及 QRS 波群增宽，P 波消失

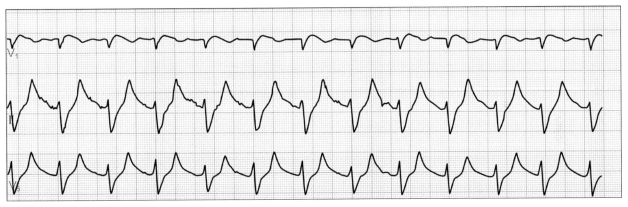

▲ 图 16-3　严重的高钾血症，伴随 QRS 波群增宽，T 波形态对称

血症时心房组织的敏感性增加、窦房结和房室结传导抑制有关。

四、QRS 波群

在血清钾升高的中期，QRS 波群轻度增宽（图16-3）。随着血清钾水平的增加，QRS 波群进一步增宽（图 16-4），并形成类分支阻滞图形。最终，QRS 波群将变宽并呈现正弦波形态（图 16-5）。

五、窦室传导

随着血清钾水平的升高，QRS 波群进一步增宽，并与 T 波融合，呈正弦波，P 波消失。在心电图异常的这一阶段，可见到严重高钾血症所致的窦室传导（图 16-6）。心率通常较慢，为50～70 次 / 分，QRS 波群呈正弦波，P 波消失。这是一种终末期前期节律，意味着患者病情危急，需要紧急治疗。

当发现心动过缓合并 QRS 波群增宽时，应注意血清钾是否显著增高，这在临床中非常重要。

六、心搏骤停

高钾血症引起的心搏骤停最初表现为心室颤

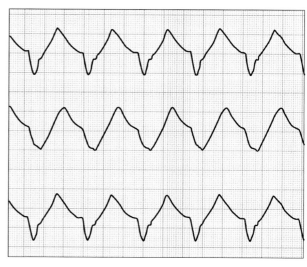

▲ 图 16-5　3 例严重高钾血症患者明显增宽的 QRS 波群

动或心搏骤停。

　　上述是与高钾血症进展相关的典型心电图异常，然而，高钾血症导致的传导受损也可能导致更多的非典型传导异常，包括房室传导阻滞、左右束支传导阻滞、双束支传导阻滞和三束支传导阻滞。

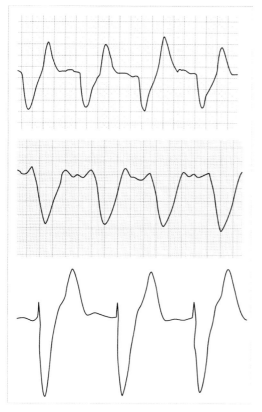

▲ 图 16-4　严重高钾血症时增宽的 QRS 波群

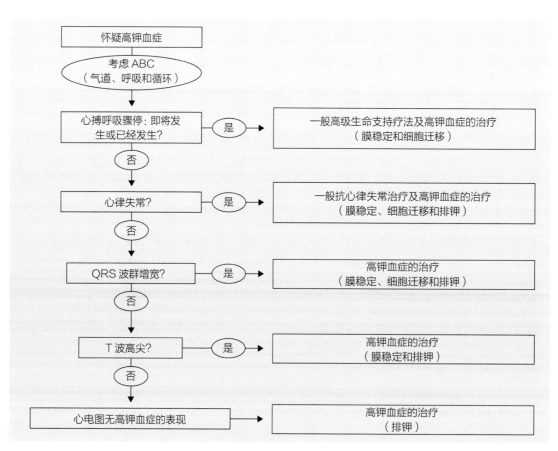

▲ 图 16-6　治疗高钾血症的心电图指导相关的治疗建议，临床医生应根据患者的具体情况制订相应的治疗方案

第 17 章　危及生命的心电图表现形式
Life-Threatening Electrocardiographic Patterns

Steven H. Mitchell　Richard B. Utarnachitt　William J. Brady　**著**

苏玉莹　左　萍　杨晓云　**译**

有些心电图可能代表潜在的致命的病理状态，需要引起特别重视。在临床上，如果遇到本章将要讨论的这些心电图表现，通常提示需要做进一步的检查。表 17-1 总结了本章中讨论疾病的所有心电图表现形式。

一、Wellens 综合征

Wellens 综合征是 12 导联心电图上可以看到的一种心肌梗死前的心电图表现。它发生在急性冠脉综合征患者。这些患者可能有或者没有胸部不适，但没有其他急性心肌梗死的证据。Wellens 综合征的自然病程通常是灾难性的前壁心肌梗死或多达 75% 的患者在 60～90 天内死亡（框 17-1）。

心电图表现

Wellens 综合征的心电图表现为右胸至中胸导联 T 波改变（V_1～V_4 导联）（图 17-1）。T 波的两种变化形式描述如下。

1. T 波深倒表现　主要发生在右胸和中胸导联

表 17-1　危及生命的心电图表现及其病因学和临床表现

心电图表现	病因学	临床表现
Wellens 综合征	患者左前降支动脉近端严重狭窄	前壁 ST 段抬高型心肌梗死
		恶性室性心律失常
		死亡
Brugada 综合征	心脏钠离子通道基因突变	晕厥 / 癫痫发作 [a]
		恶性室性心律失常
		猝死
肥厚型心肌病	心肌肌小节基因突变	晕厥（劳力性）
		恶性室性心律失常
		猝死
长 QT 综合征（先天性）	跨膜离子通道基因突变	晕厥 / 癫痫发作 [a]
		尖端扭转型室性心动过速
		猝死
获得性长 QT 综合征	药物 / 毒素、电解质异常、中枢神经系统疾病	晕厥 / 癫痫发作 [a]
		尖端扭转型室性心动过速
		猝死

a. 原发性癫痫发作障碍很少被误诊，因为事实上，这些患者因恶性室性心律失常而发生了惊厥性晕厥

框 17-1　Wellens 综合征的临床表现	
综合征标准 * 近期有胸痛病史 * 无确诊或病情进展的心肌梗死的心电图证据 　○ 无 Q 波 　○ 无 R 波丢失 　ST 段正常或轻度抬高（<1mm）	* T 波的变化：深倒、对称或呈双相改变 * 心脏标志物正常或轻度升高 自然病史 * 前壁急性冠脉综合征事件，通常是 ST 段抬高型心肌梗死

（V₁～V₄ 导联），但也可能累及所有的胸导联（V₁～V₆ 导联）（图 17-1A）。

典型的 Wellens 综合征表现为倒置的 T 波两支对称，但比典型的缺血 T 波更深。这种 T 波表现形式发生在 75% 的病例中。

2. 双相 T 波表现　倒置的 T 波最常发生在 V₂～V₃ 导联中（图 17-1B）。双相 T 波指的是 T 波初始是正的或直立的，然后表现为倒置或负向。这种 T 波表现形式发生在 25% 的病例中。

二、Brugada 综合征

1992 年，Pedro 和 Joseph Brugada 发现，有些

患者没有动脉粥样硬化，并且心脏结构正常，突然出现心脏猝死。研究发现，这些患者的心肌细胞膜中离子通道发生突变。该突变易导致恶性心律失常（图 17-2），这些患者最后死于心室颤动。Brugada 综合征患者的心电图具有特征性的表现，这有助于有经验的临床医生诊断出潜在的致命疾病。

心电图表现

Brugada 综合征的特征性心电图改变包括完全或不完全性右束支传导阻滞和右胸导联 ST 段抬高（V₁～V₃ 导联，图 17-3）。有两种类型的 ST 段形态改变。

1. 凸面向上的凹型上抬　R 波终末是正向的，S 波可以是直立的，也可以是凸起的（图 17-3A）。T 波是负向的。

2. 凹面向上的鞍型上抬　ST 段上抬呈马鞍状改变（图 17-3B）。R 波终末是正向的，但 S 波呈凹形改变，T 波直立。

作为临床医生应该知道，这些心电图表现形式不是固定不变的，可能受发热、药物和年龄的影响。

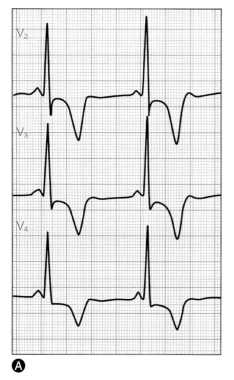
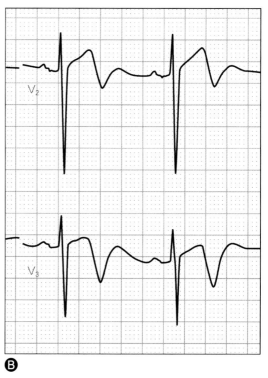

▲ 图 17-1　Wellens 综合征中的 T 波形态
A. V₂～V₄ 导联中的深倒 T 波；B. 双相 T 波（直立和倒置 T 波）

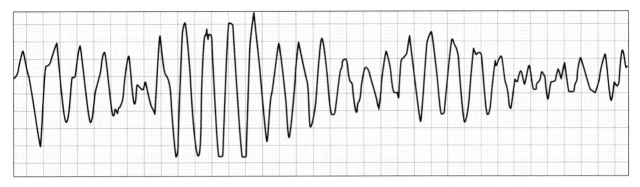

▲ 图 17-2　多形性室性心动过速，见于 Brugada 综合征、肥厚型心肌病和长 QT 综合征等患者

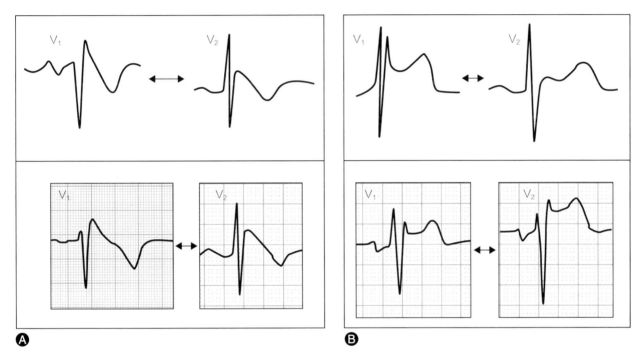

▲ 图 17-3　Brugada 综合征

A. 凸面 / 向上的 "凹型" 胸导联 ST 段抬高，不完全性右束支传导阻滞；B. 凹面 / 向上的 "鞍型" 胸导联 ST 段抬高，不完全性右束支传导阻滞

三、肥厚型心肌病

肥厚型心肌病（hypertrophic cardiomyopathy，HCM）主要是一种心肌疾病（框 17-2）。在休息时，大多数 HCM 患者无症状。当患者的心脏前负荷、后负荷、心肌收缩力降低，体力消耗，或者受到明显的情绪困扰等，就会出现症状。HCM 最可怕的并发症是恶性室性心律失常，如多形性室性心动过速（图 17-2）或心室颤动。

这种事件最常发生在用力的情况下，因此，劳力性晕厥是一个典型的临床表现。

心电图表现：与 HCM 相一致的两种心电图表

框 17-2　临床考虑：肥厚型心肌病的诊断关键
• 年轻运动员在运动时晕厥或其他年轻人有肾上腺素能介导晕厥（如恐惧或愤怒相关）
• 家族成员有猝死的家族史
• 收缩期杂音随着前负荷降低（Valsalva 动作）而恶化，有时在紧急情况下难以发现
• 12 导联心电图提示为左心室肥厚

现如下。

1. QRS 波群形态　与左心室肥厚一致的 QRS 波群电压增高，并伴有 ST 段和 T 波异常（图 17-4）。这个 Sokdow-Lyon 指数可用于测定心电图中的 LVH。$S_{V1}+R_{V5/V6}$（以较大者为准）≥35mm 或只有

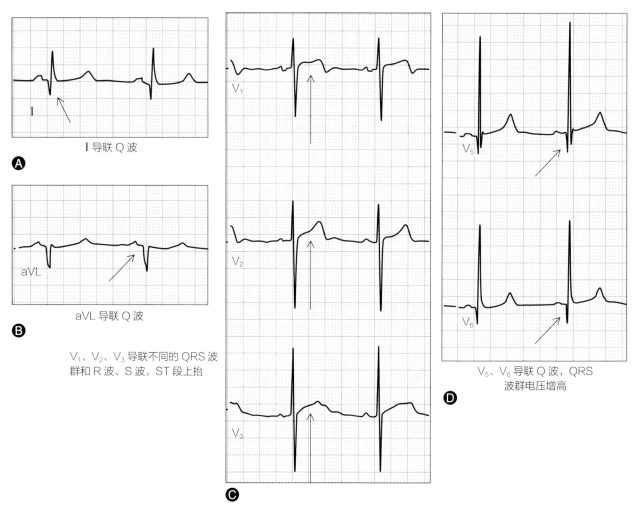

▲ 图 17-4　12 导联心电图提示肥厚型心肌病，包括（A、B 和 D）侧壁导联（Ⅰ、aVL、V_5 和 V_6）的 Q 波。还请注意 C 中 V_1~V_3 导联中显著的 R 波及 ST 段抬高。最后值得注意的是，胸导联中与左心室肥厚一致的显著 QRS 电压增高，包括 V_1~V_3 导联（C）中显著的负向 QRS 波群，以及 V_5 和 V_6 导联（D）中显著的正向 QRS 波群，小箭表示 Q 波，大箭表示 ST 段抬高

$R_{aVL} \geqslant 11mm$ 可诊断为左心室肥厚。

2. Q 波形态　深而窄的 Q 波是 HCM 最具特征的表现（图 17-4）。这种 Q 波形态在侧壁导联中比在下壁导联中更常见。它们可能出现在所有的侧壁导联（Ⅰ、aVL、V_5 和 V_6）中，或出现在侧壁导联的一部分（Ⅰ 和 aVL 或 V_5 和 V_6）；HCM 的 Q 波很少增宽，通常宽度小于 0.04s。

四、长 QT 综合征

长 QT 综合征（long QT syndrome，LQTS）是一种由心室动作电位复极化异常引起的心脏电生理紊乱。其表现为 QT 间期延长（图 17-5），并可导致多形性室性心动过速（尖端扭转型室性心动过速）、心室颤动和死亡（图 17-2）。

心电图表现

QT 间期延长是指校正的 QT（corrected QT，QTc）间期男性大于 440ms，女性大于 460ms。一般来说，所有患者 QTc 间期大于 450ms 均应视为异常。然而，当 QTc 间期大于 500ms 时，大多数临床医生才会引起重视；这种情况下，患者发生心律失常的可能性会显著增加。在很多情况下，QT 间期，即使很异常，在 12 导联心电图上表现也不明显。因此，对于临床表现可涉及室性心律失常（近晕厥、晕厥、心悸等），临床医生应关注 QT 间期。

QT 间期受患者心率的影响。因此，QT 间期不能简单地在心电图上测量，应该根据患者的心率来测量和考虑。QT 间期的测量是从 QRS 波群起始到 T 波结束。QTc 间期是通过测量 RR 间期

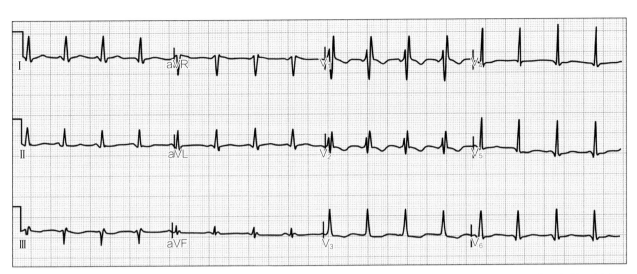

▲ 图 17-5　正常窦性心律伴长 QT 综合征，QTc 间期为 505ms；不完全性右束支传导阻滞。该心电图是 QT 间期延长的一个例子，说明了这种心电图异常中相当微妙的一种表现

来确定的。Bazett 公式（$QTc=QT/\sqrt{RR}$）是确定 QTc 间期最常用的公式。

　　简单地说，除了通过 RR 间期来确定 QT 间期外，当评估一个心电图片段时，QT 间期大于 RR 间期的一半或 RR 间期，表明 QT 间期延长。同样，对于特定的心率，QT 间期通常小于 RR 间期的一半。这个方法适用于室上性心率为 60～100 次 / 分的情况。

第 18 章　起搏器心电图

The Electrocardiogram in Patients with Implanted Devices

Amita Sudhir　William J. Brady　著

左　萍　译

永久性心脏起搏器在临床医学中越来越常见。对这些设备及其心电图表现的基本了解对于治疗住院患者和门诊患者都是至关重要的。现代起搏器很少发生故障，但对起搏器功能障碍的类型进行回顾仍然是必要的。起搏器是根据一个公认的 3 个、4 个或 5 个字母代码进行分类。使用这个编码序列，不同字母来描述起搏器的各种功能见表 18-1、框 18-1 和框 18-2。

一、起搏心电图

起搏钉是 ECG 上出现的窄起搏信号（图 18-1）。它可以非常大，具有高振幅，也可以非常小，具有很小的振幅。在某些导联中，起搏钉可能不明显。心房起搏时，起搏钉可以在 P 波之前看到，并且 P 波和 QRS 波群看起来是正常的。ECG 除 P 波之前有起搏钉之外看起来像是正常的窦性节律。心室起搏时，起搏钉可以在 QRS 波群之前看到，并且 QRS 波群看起来很宽。整个 ECG 看起来与左束支传导阻滞相似，并且在 QRS 波群前有起搏钉。图 18-1 显示了心房、心室和房室起搏。

起搏钉可能不会出现在心电图上，也可能不会出现在所有导联上。要区分是心室起搏节律

（ventricular paced rhythm，VPR）还是 LBBB 或其他心室节律，应该参考 V₆ 导联。V₆ 导联的 QRS 波群在 LBBB 中通常是正向的，但在 VPR 中是负向的。

二、起搏器故障

起搏器故障可以分为多种类型。最常见的 ECG 异常包括起搏器单元故障（即电池耗尽或部件故障）、经静脉导线问题和起搏器导线 - 心肌界面问题。以下起搏器故障可以在临床中通过 ECG 检查被发现。

（一）起搏失败

当起搏器应该工作时它不工作，此为起搏器起搏失败（图 18-2）。在 ECG 上，没有起搏信号。心脏节律取决于患者的原始或基础心脏节律。

（二）夺获失败

当起搏器工作时（可看到起搏钉），但没有发生心肌去极化（图 18-3）。在 ECG 上可以看到起搏信号，但没有看到相关的 P 波或 QRS 波群。心脏节律同样取决于患者的原始心脏节律。

表 18-1　起搏器编码顺序及字母含义

I - 起搏心腔	II - 感知心腔	III - 对感知的反应	IV - 可程控参数	V - 抗心律失常功能
A= 心房	A= 心房	T= 触发	P= 单程控	P= 起搏
V= 心室	V= 心室	I= 抑制	M= 多程序程控	S= 电击
D= 双腔	D= 双腔	D= 双相（心房抑制及心室抑制）	R= 频率应答	D= 双相（起搏及电击）
O= 无	O= 无	O= 无	C= 遥测 O= 无	

框 18-1 临床判断:常见的起搏设置
AAIR
* 心房起搏 / 心房感知
* 起搏被抑制 / 心率自适应
* 感知到心房电活动,抑制心房起搏
* 心率取决于患者的生理状态
VVIR
* 心室起搏 / 心室感知
* 起搏被抑制
* 感知到心室电活动,抑制心室起搏
* 心率取决于患者的生理状态
DDD
* 心房和心室起搏 / 心房和心室感知
* 在心房和心室中都抑制起搏
* 如果未感知到心房电活动,起搏器会产生一个心房起搏
* 随后,如果未感知到心室电活动,起搏器会产生一个心室起搏

框 18-2 临床判断:自动化体内心脏除颤仪
* 植入在皮肤下,类似于起搏器
* 主要作用是对室性心动过速和(或)心室颤动进行除颤
○ 如果进行了程控,也可以作为起搏器使用
* 管理已触发自动化体内心脏除颤仪除颤(AICD)的患者
○ 通过心电图监测心律
○ 如果是正常的窦性节律或起搏节律,不需要进一步干预
○ 适当转换
○ 保持监测
○ 如果持续心律失常,启动适当的高级生命支持治疗
○ 避免直接在 AICD 单元上施加外部电击
○ AICD 产生的电击将在心脏监护仪或心电图上显示为大的起搏钉
* AICD 功能(即持续的电除颤)可以通过将磁铁放在设备上方来终止
○ 这种操作不会影响 AICD 的起搏功能
○ 这种操作只能由了解情况的人员在出现反复、不适当电除颤的情况下执行

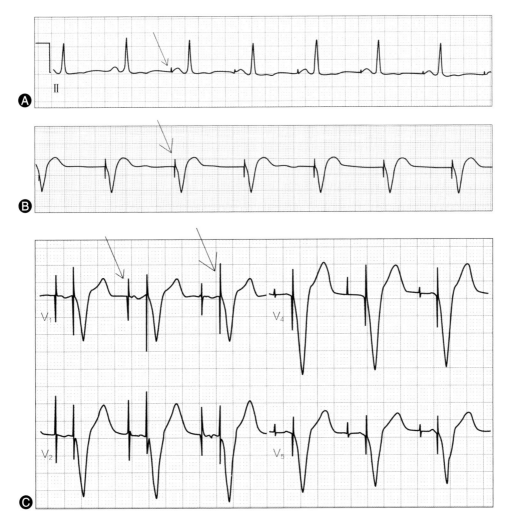

▲ 图 18-1　A. 心房起搏心律,注意起搏钉(小箭)紧邻 P 波之前;B. 心室起搏心律,注意起搏钉(大箭)紧邻增宽的 QRS 波群之前;C. 房室起搏心律,注意起搏钉紧邻 P 波(小箭)和 QRS 波群(大箭)之前

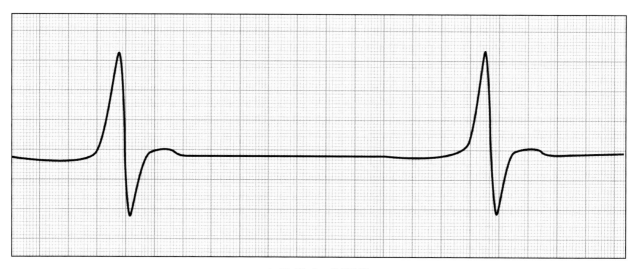

▲ 图 18-2　起搏失败

起搏器功能异常，这种情况下，没有发放起搏刺激（即起搏钉），因此没有出现起搏的证据。在这种情况下，患者自身心律为加速的房室交界性心律

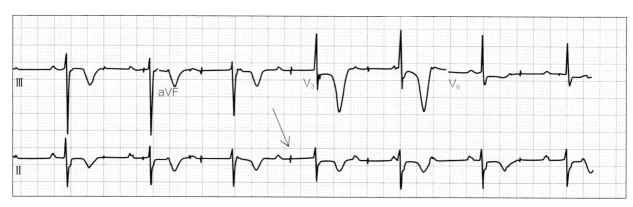

▲ 图 18-3　夺获失败

起搏器发放脉冲［即出现起搏钉（箭）］，但没有心肌去极化发生。在心电图上可以看到起搏钉，但没有相关的 P 波或 QRS 波群。同样，心律取决于患者的基础心律

（三）感知不足

起搏器没有检测到正常的心脏活动，并发出不必要的起搏信号（图 18-4）。在 ECG 上，可以在正常的 P 波或 QRS 波群之后看到起搏信号，导致除自身心律之外的一个起搏波。

（四）节律异常

功能紊乱的起搏器可能导致异常的心脏节律。当起搏器将逆传 P 波感知为自身正常 P 波时，会触发心室起搏，从而形成折返环路和快速的宽 QRS 波群心动过速，称为起搏器介导的心动过速。

三、起搏节律和急性心肌梗死

当患者有心室起搏时，很难判断急性冠脉综

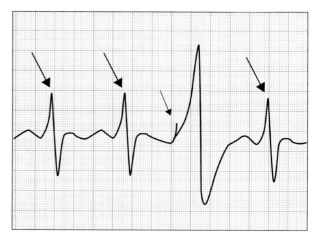

▲ 图 18-4　感知不足

起搏器未检测到正常心电活动，并在不需要时发放脉冲。在心电图上，可以看到起搏器信号（小箭）出现在正常或基础心律（大箭）的情况下；起搏钉导致起搏节律

合征（缺血或梗死）的存在。事实上，心室起搏会混淆 ECG 检测 ACS 事件。虽然这种说法在大部分情况下是正确的，但某些患者仍可在 ECG 上表现出异常，并提示急性心肌梗死。

使用适当不协调表现（图 18-5）来分析 ECG，以寻找急性心肌梗死的证据。在心室起搏的正常情况下，QRS 波群主波的终末部分与 ST 段在基线的两侧，此种表现称为不协调，被认为是正常的。这个说法有一个例外，当不协调抬高的程度大于 0.5mV 时，被认为是潜在的异常。如果发现 ST 段和 QRS 波群主波的终末部分在基线的同侧，则认为它们的方向是一致的，并且通常是异常的。

与 LBBB 诊断 AMI 一样，Sgarbossa 等已经制定了心室起搏模式时 ECG 诊断 AMI 的标准，这个标准与 LBBB Sgarbossa 标准非常相似，称为心室起搏的 Sgarbossa 初始标准，包括：① ST 段抬高至少 5mm，方向与 QRS 波群不一致；② ST 段抬高至少 1mm，方向与 QRS 波群一致；③ V_2、V_3 或 V_6 导联中 ST 段压低至少 1mm（Sgarbossa 等，1996）。最近，修订后的 Sgarbossa 标准（Dodd 等，2021）已经在心室起搏中得到验证，并包括以下三个提示 AMI 的发现：① ST 段抬高至少 1mm，方向与 QRS 波群一致；② V_6 导联中 ST 段压低至少 1mm；③ ST 段抬高至少 5mm，方向与 QRS 波群不一致。修订后的 Sgarbossa 标准比初始 AMI 诊断标准更具敏感性；然而，对于 AMI 诊断来说，

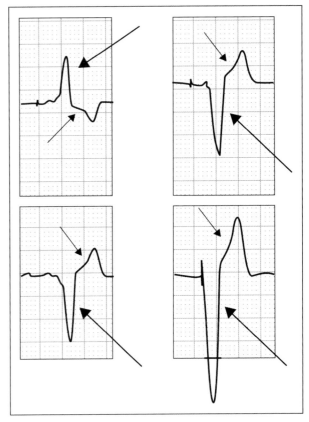

▲ 图 18-5　心室起搏节律中适当不协调的概念
大箭表示 QRS 波群的主要末端部分，而小箭表示 ST 段。P-QRS-T 周期的这两个结构，即 QRS 波群和 ST 段，位于等电位线相对的两侧

无论是初始还是修订后的诊断标准，两者的特异性都非常高。与 Sgarbossa 标准在 LBBB 患者中的使用一样，只需要一个 ECG 导联显示出这样的异常就可以支持 ECG 对 AMI 的诊断（图 18-6）。

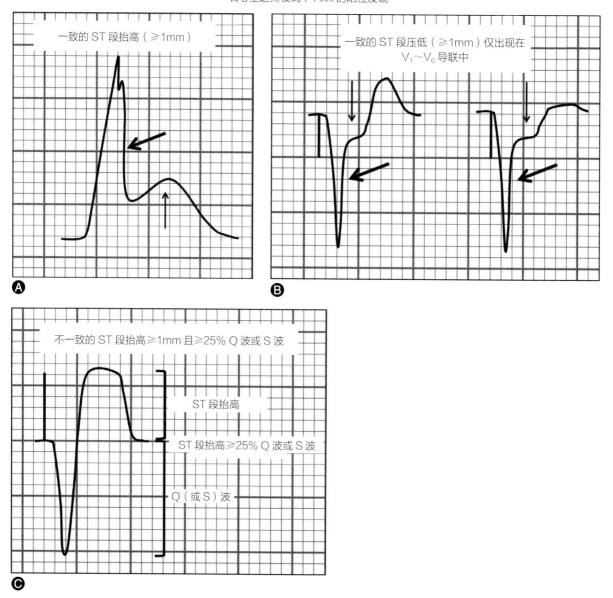

修订 Sgarbossa 标准
右心室起搏模式下 AMI 的阳性发现

▲ 图 18-6 右心室起搏模式下的修订 Sgarbossa 标准（来自植入式起搏器）。如果患者出现与急性心肌梗死（AMI）一致的临床表现，并且发现这三个结果，则提示 AMI，并提供急性梗死的心电图证据。重要的是，只需要一个导联显示这些结果中的任何一个，就可以支持 AMI 的心电图诊断

A. 当 ST 段抬高≥1mm 且位于与 QRS 波群主要末端部分相同的等电位线侧时，会出现一致的 ST 段抬高；B. 当 ST 段压低≥1mm 且位于与 QRS 波群主波的末端部分相同的等电位线侧时，会出现一致的 ST 段压低。这一发现仅在 V₁～V₆ 导联中得到验证；C. 当 ST 段抬高≥1mm 且与 QRS 波群负向部分的大小相比，超过 25% 时，会出现不成比例或过度的不协调 ST 段抬高

参考文献

［1］ Sgarbossa, E.B., Piniski, S.L., Gates, K.B. et al. (1996). Early electrocardiographic diagnosis of acute myocardial infarction in the presence of ventricular paced rhythm. Am. J. Cardiol. 77: 423–424.

［2］ Dodd, K.W., Zvosec, D.L., Hart, M.A. et al. (2021). Electrocardiographic diagnosis of acute coronary occlusion myocardial infarction in ventricular paced rhythm using the modified Sgarbossa criteria. Ann. Emerg. Med. 78: 517–529.

第 19 章 临床管理中的心电图检查方法
Electrocardiographic Tools in Clinical Care

Robin Naples　Alvin Wang　William J. Brady　**著**

邓小艳　**译**

心电监测和解读已经从单导联逐步发展到先进的多导联心电图，现在可以快速检测、解读，并将其数字化传输给专家和转运中心。ECG 的准确解读使医务人员能够迅速诊断和治疗心律失常、心肌缺血、心肌梗死等一系列危重情况。在患者护理期间，标准的 12 导联 ECG 作为辅助工具可进一步辅助临床医生，包括额外的 ECG 导联和连续的心电图监测。

一、附加心电图导联

心脏的两个解剖区域，即左心室后壁和右心室，在标准的 12 导联心电图中成像效果较差（表 19-1）。这两个心脏解剖区域都容易发生梗死。当临床高度怀疑急性心肌梗死，但 12 导联心电图无法提供明确诊断，仅表现为某些特定导联出现 ST 段压低时，临床医生应考虑评估这些区域（框 19-1）。

（一）心电图后壁导联：左心室后壁心电图成像

心电图后壁导联在后壁心肌梗死诊断中起着重要的作用，后壁导联包括 $V_7 \sim V_9$ 导联。V_8 导联放置在患者背部左肩胛骨的下缘，V_9 导联放置在左侧脊旁线。V_7 导联放置在左腋后线上（图 19-1）。在大多数情况下，使用 V_8 和 V_9 导联是足够的，V_7 导联使用较少。

急性后壁心肌梗死的心电图表现为 $V_7 \sim V_9$ 导联的 ST 段抬高（图 19-2）。由于体表电极到后壁梗死心肌的相对距离较远，ST 段抬高的程度可能较小。在这些附加导联中除 ST 段抬高之外，尚未发现其他阳性心电图表现。

后壁心肌梗死也可在标准的 12 导联心电图上出现间接征象（图 19-3）。$V_1 \sim V_4$ 导联从前壁视角间接反映了左心室后壁，因此，临床医生必须以"镜面方式"综合做出心电图诊断。换句话说，当 $V_1 \sim V_4$ 导联显示 ST 段压低，标准 12 导联心电图上出现高大 R 波，T 波直立时，从后壁的镜面视角分析是 ST 段抬高伴 Q 波和 T 波倒置。疑似急性冠脉综合征并伴有 $V_1 \sim V_4$ 导联 ST 段压低，其中约 50% 的患者将被诊断为后壁 ST 段抬高型心肌梗死，其他则考虑是前壁缺血所引起。

对于疑似急性冠脉综合征的患者，常见的心电图表现是 $V_1 \sim V_3$ 导联中出现 ST 段压低。

由束支传导阻滞或其他室内传导异常情况引起的上述 $V_1 \sim V_3$ 导联心电图改变不在该适应证中。后壁梗死常常和下壁或侧壁 ST 段抬高型心肌梗死共同存在，心电图则表现为相关梗死区域的典型 ST 段抬高。在这种情况下，后壁导联有助于明确心肌受累的全部范围。

（二）右侧导联：右心室心电图成像

右侧心电图导联包括 V_1R、V_2R、V_3R、V_4R、

表 19-1　心电图导联与心室部位及冠状动脉供血区域的关系

心脏的主要腔室	心室部位	心电图导联	冠状动脉
左心室	后壁	$V_1 \sim V_4$ 导联间接反映，V_8 和 V_9 导联直接反映	右冠状动脉后降支或左回旋支
右心室	右心室	$RV_1 \sim RV_4$	右心室支（右冠状动脉）

框 19-1   通过附加导联诊断急性心肌梗死

后壁梗死
• 单独存在时
  ○ 溶栓疗法或紧急血管重建的潜在适应证
• 合并有侧壁或下壁 ST 段抬高型心肌梗死（STEMI）时
  ○ 比仅有侧壁或下壁 STEMI 时有更高的急性并发症发生率
    － 急性心力衰竭
    － 心律失常
右心室梗死
• 单独存在时
  ○ 罕见
• 合并有下壁心肌梗死时
  ○ 预后较单独下壁心肌梗死差
  ○ 低血压常见，基于对右心室梗死的认识
  ○ 治疗问题
    － 谨慎使用扩血管药物（如硝酸甘油和吗啡）
    － 大量使用盐水以增加前负荷

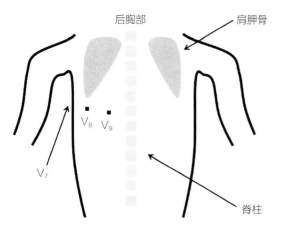

▲ 图 19-1　心电图后壁导联 $V_7 \sim V_9$ 的放置位置

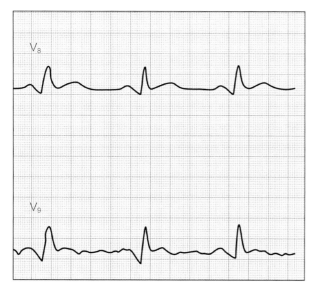

▲ 图 19-2　左心室后壁使用 $V_7 \sim V_9$ 导联成像

在以上图例中，仅显示 V_8 和 V_9 导联 ST 段抬高。在大多数情况下，使用 V_8 和 V_9 导联是足够的

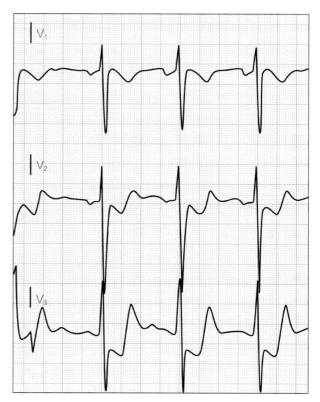

▲ 图 19-3　急性后壁心肌梗死患者心电图显示 $V_1 \sim V_3$ 导联中高大的 R 波、ST 段压低，T 波直立，所有这些征象与急性后壁心肌梗死一致

V_5R 和 V_6R。这些导联也被称为 $RV_1 \sim RV_6$ 导联。它们被放置在传统左侧心前区导联的对应位置，用于检测与右心室心肌梗死相关的 ST 段抬高。检测右心室梗死最敏感的导联是 V_4R，它位于第 5 肋间隙的右锁骨中线上（图 19-4）。某些专家主张针对下壁心肌梗死合并低血压仅收集这一导联来诊断急性右心室梗死。

如果将两个后壁导联（V_8 和 V_9）和一个右侧导联（V_4R 导联）添加到标准的 12 导联心电图中，就得到了 15 导联心电图。15 导联心电图是当今临床医学中最常用的附加导联心电图。

右胸导联 ST 段抬高提示右心室梗死（图 19-5），无论是使用单一导联 RV_4（图 19-5A），还是整个右侧导联（导联 $RV_1 \sim RV_6$）（图 19-5B）。与后壁 STEMI 类似，这些导联抬高的幅度通常较小。在右心室梗死的情况下，抬高的幅度较小是由于右心室组织相对较少，较小的心肌生成较低的损伤电流（电压），这表现为 ST 段的抬高程度较小，而与导联的距离关系不大。

从 12 导联心电图的角度看，多种发现提示右

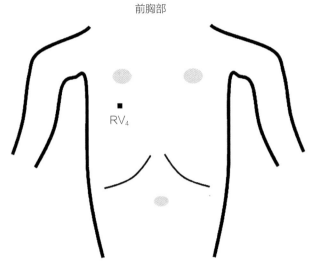

前胸部

▲ 图 19-4　显示 RV₄ 导联的放置位置，该导联将直接成像右心室

心室心肌梗死和下壁心肌梗死表现为 III 导联 ST 段抬高程度高于 II、aVF 及 V₁ 导联。在下壁梗死的情况下可以考虑采集右侧导联；实际上，大约 33% 的所有下壁心肌梗死累及右心室。右心室梗死也可间接在标准 12 导联心电图上反映出来。当右心室受累时，与 II 导联或 aVF 导联相比，III 导联中 ST 段抬高的幅度通常最大（图 19-6）。这一发现源于 III 导联最直接地成像于右心室的下壁；因此，当存在右心室梗死时，该导联中的 ST 段抬高通常最为显著。此外，导联 V₁ 也可能表现为 ST 段抬高。

二、连续心电图监测

急性冠状动脉缺血是一个涉及冠状动脉内斑

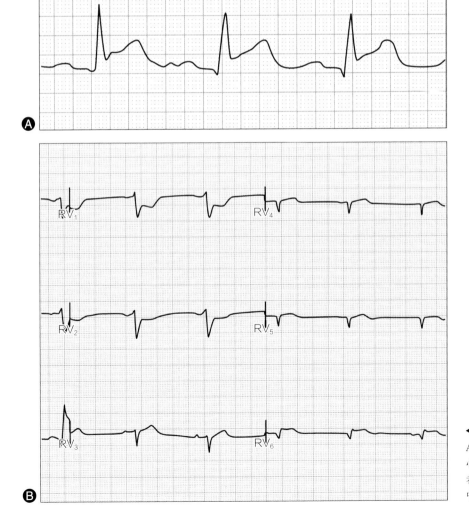

◀ 图 19-5　右心室心电图导联
A. RV₄ 导联 ST 段抬高与右心室急性心肌梗死一致；B. 急性右心室梗死患者的 RV₁～RV₆ 导联，RV₃～RV₆ 导联中 ST 段抬高

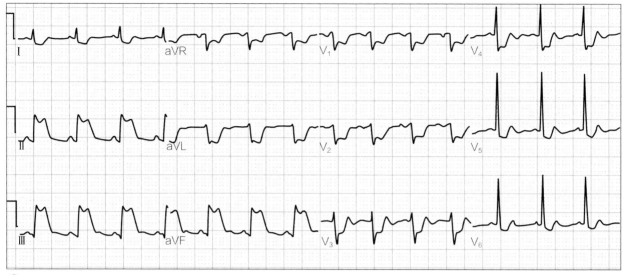

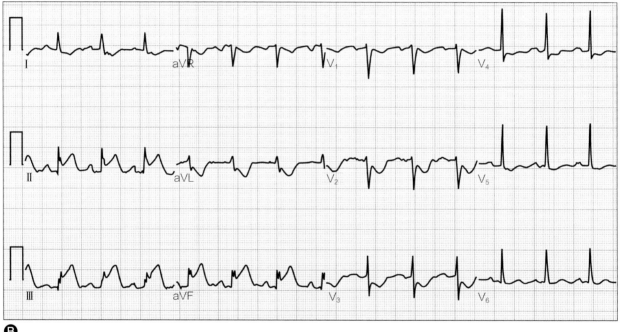

▲ 图 19-6　A. 伴有右心室和后壁梗死的下壁 ST 段抬高型心肌梗死（STEMI）。这位患者出现了低血压，这在右心室梗死中非常常见。此外，与其他下壁导联相比，Ⅲ 导联中的 ST 段抬高最为显著。低血压和 Ⅱ 导联 ST 段不成比例地抬高，这些都发生在下壁 STEMI。$V_1 \sim V_3$ 导联 ST 段压低可能与后壁心肌梗死一致。B. 心电图表现与 A 中后壁梗死并涉及右心室梗死相似

块破裂、血栓形成和血管痉挛的动态过程。虽然心肌在受损时不断重塑，但心电图是时间中的一个瞬间记录，仅记录了几秒钟的活动。它可以记录没有急性缺血变化发生的瞬间心电活动，而几秒钟后随着急性缺血的变化而产生心电图异常。何时再次复查心电图应由现场医务人员决定。如果时间和临床情况允许，在高度怀疑的患者中重复多次进行 12 导联心电图检查，可通过连续心电图记录增加急性冠脉综合征的诊断率（框 19-2）；当然，是否需要进行连续心电图记录应该由临床医生来确定。

一种短暂的宽大、直立、非对称、高耸的超急性 T 波是 ST 段抬高型心肌梗死最早的表现（图 19-7A）。它在冠状动脉阻塞后 30min

（图 19-7B）。

ST 段最初表现为初始上斜部分变平，以及 ST 段和 T 波角度的消失（图 19-8A）。ST 段逐渐失去正常的形态，开始出现 J 点升高，并呈现弓背或上斜型上抬（图 19-8B）。这种经典的 ST 段抬高及 ST 段和 T 波相连，也称为经典的墓碑状形态。随着 ST 段抬高的演变，对应的 ST 段压低在解剖上对立的导联中变得更加突出。

<table>
<tr><td>框 19-2　临床思路：连续心电图检测的适应证</td></tr>
</table>

- 高度怀疑急性冠脉综合征
  - 无法提供明确诊断的心电图
  - 持续的不适感
  - 临床状况变化
- ST 段抬高型心肌梗死患者疼痛缓解

内出现，可能还伴随着波幅增高的 R 波。随着梗死的演变，T 波逐渐变宽，并出现 ST 段抬高

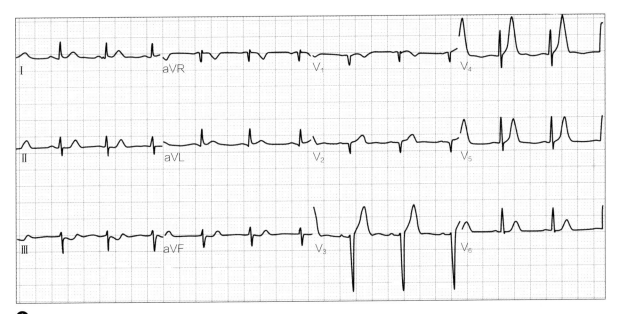

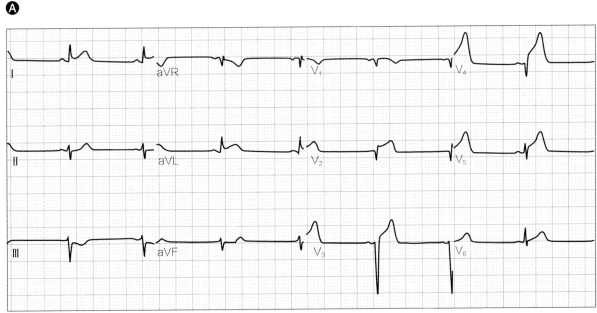

▲ 图 19-7　连续心电图记录

A. 12 导联心电图提示早期急性冠脉综合征，包括 Ⅰ、aVL、V_1 和 V_2 导联中 ST 段抬高，以及 V_3～V_5 导联中超急性期 T 波改变；B. 从 A 大约 7min 后，再次复查心电图，显示 V_2～V_6、Ⅰ 和 aVL 导联中 ST 段抬高，以及 Ⅲ 和 aVF 导联中互补性 ST 段压低

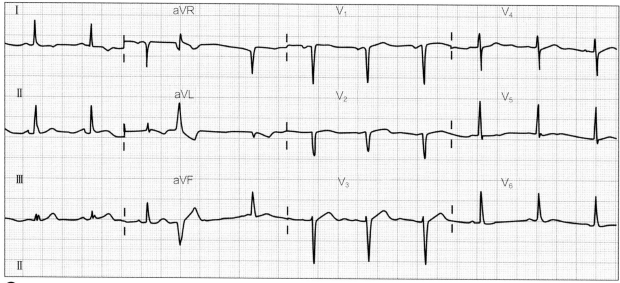

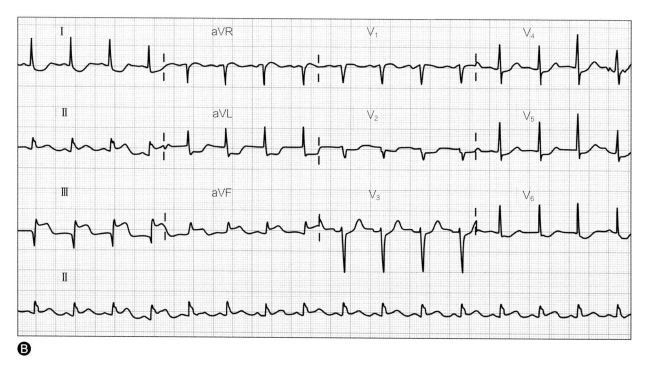

▲ 图 19-8　连续心电图记录

A. Ⅲ 和 aVF 导联中显示 ST 段轻度抬高，可能提示早期下壁 ST 段抬高型心肌梗死（STEMI）；B. 从 A 大约 12min 后再次复查心电图，显示明显的下壁 STEMI

第20章 Wolff-Parkinson-White 综合征

Wolff-Parkinson-White Syndrome

William J. Brady 著

谭 论 译

Wolff-Parkinson-White 综合征为预激综合征的一种，在心电图上表现为类束支传导阻滞和短 PR 间期；患者大多数无器质性心脏病，有阵发性室上性心动过速的病史（框 20-1）。其解剖学基础为在正常房室结传导途径以外，存在直接连接心房和心室的旁路。心房激动可经旁路下传，比经正常房室结 - 希氏束 - 浦肯野系统下传更早激动部分心室肌。心室除极是激动通过房室结和旁路下传共同作用的结果。除了在心房和心室之间建立额外传导，旁路还具有无频率依赖性递减传导的特性，这意味着所有心房激动都将无延迟地通过旁路传入心室，失去房室结的保护（房室结可限制过快的激动下传到心室），产生危险的快心室反应。

窦性心律时，WPW 综合征的心电图具有如下特征（图 20-1）：① PR 间期＜0.12s；② QRS 波群起始部模糊粗顿，形成 δ 波；③ QRS 波群增宽≥0.12s。

沿旁路下传的激动无房室结生理延迟的特性，在心电图上表现为 PR 间期缩短（图 20-1）。心室被两条传导途径同时激活，产生融合波或增宽的 QRS 波群。QRS 起始部 δ 波代表部分心室肌通过旁路被提前激动，QRS 波群其余部分代表其他心

框 20-1　WPW 综合征患者的临床特征

- 首诊年龄从新生儿至老年人均有
- 大多数无器质性心脏病
- 窦性心律时心电图三联征
  - 短 PR 间期
  - δ 波
  - QRS 波群小幅增宽
- 心律失常
  - 窄 QRS 波群心动过速（快速规则）
  - 宽 QRS 波群心动过速（快速规则）
  - 心房颤动（快速、不规则、多变的 QRS 波群形态）

室肌通过旁路和希氏束 - 浦肯野系统共同激动（图 20-1）。

如果患者具有这种典型的预激心电图，又发生过快速性心律失常，则可诊断为 WPW 综合征。这些快速心律失常包括阵发性室上性心动过速（包含窄 QRS 波群心动过速和宽 QRS 波群心动过速）（70%）、心房颤动（25%）、心房扑动（5%）和心室颤动（罕见）。其中最常见的心动过速是阵发性室上性心动过速，电生理学称为房室折返性心动过速，预激的 PSVT 可表现为窄 QRS 波群或宽 QRS 波群心动过速，其中又以窄 QRS 波群心动过速最为常见，其传导特征为心房冲动经房室结前传，再由房室旁路逆传（图 20-2A）。由于激动通过正常传导途径快速、高效地激活整个心室，因而形成窄 QRS 波群心动过速。

如果传导折返环持续，将产生快速、规则的窄 QRS 波群心动过速（图 20-2A）。

另一种少见的 PSVT 表现为宽 QRS 波群心动过速。它的激动在折返环的运行方向与 NCT 相反：心房激动经房室旁路前传，再由房室结逆传（图 20-2B）。由于激动不是通过正常传导途径激活心室，因而产生的 QRS 波群为宽 QRS 波群。心电图表现为快速、规则的宽 QRS 波群心动过速（图 20-2B）。

预激综合征的患者亦可伴发心房颤动。心房颤动为预激的第二常见的心律失常。心房颤动时室上性激动同时经旁路和房室结下传。如前所述，由于失去房室结限速保护，心房颤动时心室率极为快速。由于激动是通过两种传导途径（房室结和旁路）传至心室，因此可导致极快、不规则的宽 QRS 波群心动过速；此外，各个 QRS 波群的形态不尽相同（图 20-2C）。

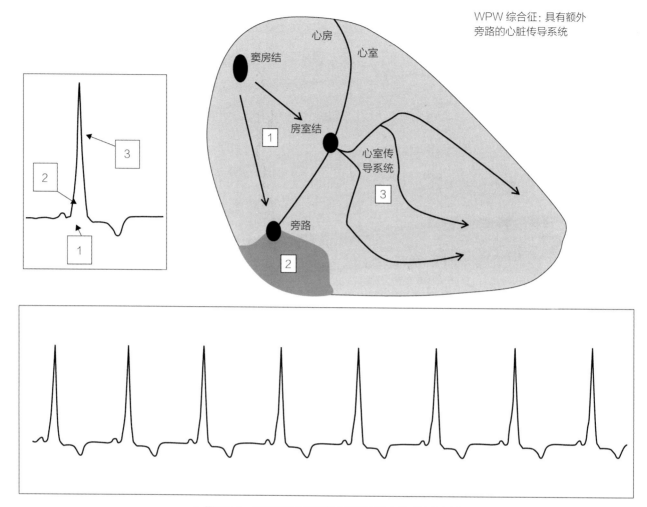

WPW 综合征: 具有额外旁路的心脏传导系统

▲ 图 20-1　WPW 综合征患者在正常窦性心律时的心电图

心电图表现为经典三联征，包括短 PR 间期（"1"）、δ 波（QRS 波群起始模糊，"2"）和小幅增宽的 QRS 波群（"3"）。在窦性心律时，心房激动经房室结和旁路共同传导至心室。激动比预期更早到达心室，因此 PR 间期（"1"）短于正常下限 0.12s。通过旁路下传的激动提前去极化部分心室肌，在心电图上表现为 δ 波（"2"）。激动经旁路和心室内传导系统进入心室，QRS 波群小幅增宽（"3"）。其原因是在心室肌激动过程中旁路传导效率低下（即不经心室传导系统）

图 20-3 为简化的 WPW 综合征心律失常分类流程。显然，无论是否与预激相关，心室颤动都是最致命的一类心律失常。对于其他三类心律失常，都有心功能失代偿的风险，其中以心房颤动合并 PSVT 的宽 QRS 波群心动过速风险最大。WPW 综合征的治疗见框 20-2。

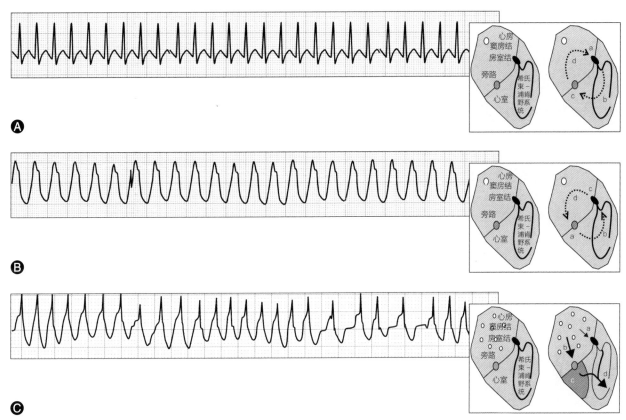

▲ 图 20-2 A. 窄 QRS 波群心动过速（快速且规则）。心房激动通过房室结前传（a）激动心室，并通过旁路从心室逆传至心房（c）。激动通过心室传导系统激动整个心室，因此形成的 QRS 波群为窄 QRS 波群（b）。后再次激动心房肌（d），经房室结重复折返环，心律失常持续发作。这种节律很难与其他典型的阵发性室上性心动过速鉴别。B. 宽 QRS 波群心动过速（快速且规则）。激动从心房通过旁路前传（a），再通过房室结从心室逆传至心房（c）。由于冲动传播到整个心室未经心室传导，激动传导效率低下，造成 QRS 波群变宽（b）。心房肌激动再从旁路（d）重新传至心室完成折返。这种心律失常难与室性心动过速相鉴别。C. 心房颤动。冲动同时通过房室结（a）和旁路（b）从心房传至心室。通过旁路（c）下传的激动提前去极化部分心室肌，在心电图上表现为 δ 波。由于失去房室结限速保护，心房颤动时心室率极为快速。QRS 波群形态不尽相同，这种变化是心室被房室结和旁路下传冲动共同激动的结果（d），每个 QRS 波群都是这两种激动的融合

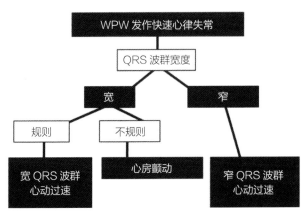

▲ 图 20-3 三步法简易判断 WPW 综合征患者发作的心律失常：心率、QRS 波群宽度和心律是否规则

框 20-2 治疗 WPW 综合征相关心律失常的临床注意事项	
• 窄 QRS 波群心动过速 ○ 不稳定 　- 心脏电复律 　- 腺苷 ○ 稳定 　- 腺苷 　- 普鲁卡因胺 　- β 受体阻滞药 / 钙离子 　　通道阻滞药 • 宽 QRS 波群心动过速 ○ 避免使用所有房室结阻滞 　药物 ○ 不稳定	- 心脏电复律 ○ 稳定 　- 普鲁卡因胺 • 心房颤动 ○ 避免使用所有房室 　结阻滞药物 ○ 不稳定 　- 心脏电复律 ○ 稳定 　- 普鲁卡因胺

第 21 章　心脏停搏心律

Cardiac Arrest Rhythms

Amita Sudhir　William J. Brady　著

欧阳慧　左　萍　译

心脏停搏可表现为心搏停止、无脉性电活动（pulseless electrical activity，PEA）心律、无脉性室性心动过速、心室颤动。这些心律可以导致心脏灌注丧失。

一、心搏停止

心搏停止是指心脏电活动完全停止，从而导致无脉搏。心搏停止可分为原发性心搏停止和继发性心搏停止。

原发性心搏停止主要发生在心脏的电传导系统出现问题而不能产生电脉冲时。它可由窦房结、房室结或传导系统其他部分的结构性缺陷引起，也可能由急性心肌梗死或非缺血性疾病（如肿瘤或心脏创伤）引起。原发性心搏停止通常以传导阻滞引起的心动过缓开始，随后进展为心搏停止。此外，如果起搏器出现故障并停止工作，依赖起搏器的患者也可能会出现原发性心搏停止。

继发性心搏停止是指由心脏电传导系统外的因素引起的心搏停止，这些因素会影响心脏的除极能力。自身疾病引起的电解质异常、酸中毒可导致此类心搏停止；中毒最终可导致心搏停止；未经治疗的心室颤动或无脉性室性心动过速也可导致此种类型的心搏停止。

心电图表现

所有类型的心搏停止心电图中均不存在心脏电活动信号（图 21-1），表现为一条"平坦的线"。此时，临床医生应确认心电图机（包括导联线）是否正常运行。此外，由于细颤型心室颤动在某些导联可能存在类似心搏停止的表现，我们在确认心搏停止时需要在 3 个独立的导联同时确定无心脏电信号。

二、无脉性电活动

无脉性电活动（pulseless electrical activity，PEA）的特点是无明显的心脏机械活动（即"无脉"状态）与持续、可识别的心脏电活动（即心律）的独特组合，也称电机械分离。是一种恶性心律失常的表现，即心脏电活动和机械活动完全分离。

PEA 通常由两种主要机制引起（表 21-1）。

前负荷减少：指当回心血量不足时，心肌细胞无法正常收缩，导致没有足够的血液来维持有效血压。可见于心脏压塞、张力性气胸、大面积肺栓塞、外伤或严重脱水导致的显著容量减少等。

代谢紊乱：代谢紊乱可见于缺氧、代谢性酸中毒、高或低钾血症、低血糖、低体温、心肌梗死或毒素作用等，可使心肌细胞收缩能力受到影响。

心电图表现

在无脉性电活动心脏停搏的心电图中除室性心动过速、心室颤动外任何心律都可能出现。通常通过心率和 QRS 波群宽度可预测 PEA 的预后。心动过速型 PEA 的预后较差，而心动过缓型 PEA 的预后则非常差。

1. 窦性心动过速　心率大于 100 次 / 分（图 21-2A）。起源于窦房结。每个 QRS 波群都有一个与之关联的 P 波，每个 P 波都有一个与之关联的 QRS 波群。RR 间期规律，QRS 时限小于 120ms。

2. 窦性心动过缓　心率小于 60 次 / 分。除心率外其他特点同上述窦性心动过速（图 21-2B）。

3. 心房颤动伴快心室率　心室率大于 100 次 / 分。起源于心房。P 波无法辨别。RR 间期不规则，QRS 时限小于 120ms。

4. 交界性心动过缓　心室率为 40~60 次 / 分

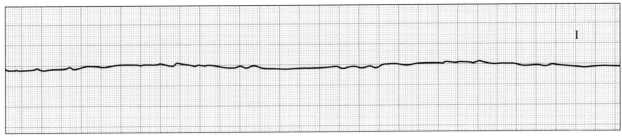

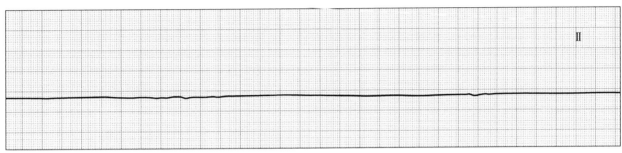

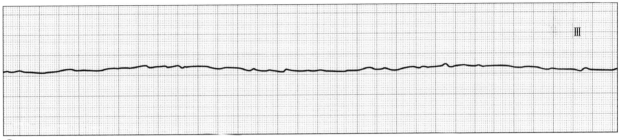

▲ 图 21-1　心搏停止在 3 个肢体导联中的表现

表 21-1　无脉性电活动心脏停搏：原因和主要处理注意事项

原　因	主要处理
低血容量	静脉输注液体和（或）血液制品
低氧	气道支持和氧疗
体温过低	主动体外复温
低血糖症	静脉输注葡萄糖
高钾血症或低钾血症	针对性治疗
酸中毒	静脉注射碳酸氢钠、呼吸支持
心脏压塞	心包穿刺、静脉输液
张力性气胸	胸腔穿刺造瘘（减压）
血栓形成（肺动脉或冠状动脉）	静脉输液、静脉溶栓
毒素	支持性治疗，特殊解毒药
创伤	静脉输液，按指示进行高级创伤生命支持治疗

（图 21-2C）。起源于房室结或希氏束近端。逆行 P 波可能存在，亦可能不存在。RR 间期规则。QRS 时限小于 120ms。

5. 室性自主心律　心室率通常小于 40 次 / 分（图 21-2D）。起源于心室。可能存在逆行的 P 波。RR 间期不规则。QRS 波群宽，持续时间通常大于 120ms。

三、无脉性室性心动过速

室性心动过速可能是有灌注心律，也可能是无灌注心律，即无脉性室性心动过速。无脉性室性心动过速最常见于冠心病或心肌病患者发生心脏停搏的早期。实际上在任何临床环境中均可能发生无脉性室性心动过速，特别是在心脏停搏的早期。

心电图表现

心室率通常在 100～200 次 / 分，以 170～180

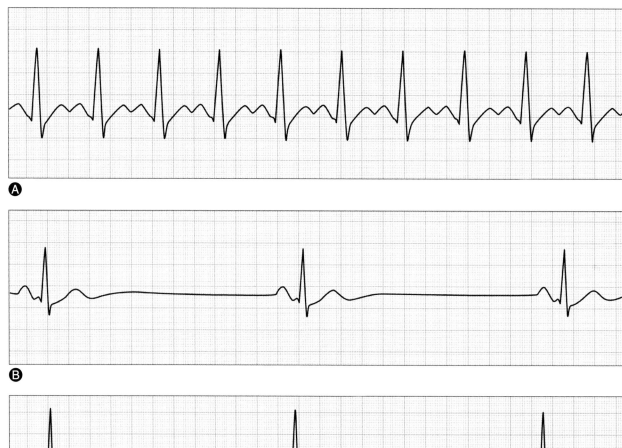

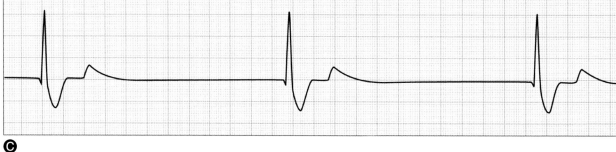

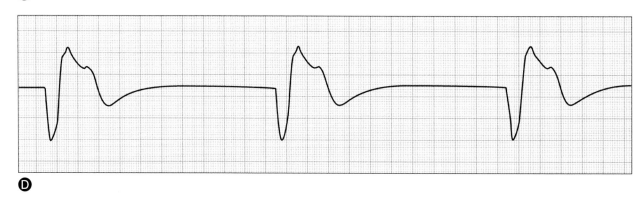

▲ 图 21-2 无脉性电活动心律
A. 窦性心动过速；B. 窦性心动过缓；C. 交界性心动过缓；D. 室性自主心律

次/分多见。有时可见 P 波，但 P 波与 QRS 波群完全分离。可见宽 QRS 波群（时限大于 120ms，通常大于 140ms）。根据 QRS 波群的形态（图 21-3），室性心动过速可分为单形性（图 21-3A 和 B）或多形性（图 21-3C 和 D）两种类型。单形性室性心动过速（图 21-3A 和 B）是指具有单一 QRS 波群形态规律的室性心动过速。多形性室性心动过速（图 21-3C 和 D）具有一个以上的 QRS 波群形态，可以是规则的，也可以是不规则的。其中一类多形性室性心动过速具有 QRS 波群主波"绕点扭转"特点，称为尖端扭转型室性心动过速（TdP）（图 21-3D）。在心脏停搏前或成功复苏后的室上性心律或有灌注心律（如窦性心律）中，若可见长 QT 间期，则可作为 TdP 的佐证。

四、心室颤动

心室颤动是起源于心室的不规则、紊乱的心律。由于心室的电活动不规律，心室不能有效收缩，因此心室颤动患者缺乏任何形式的心脏灌注，即无脉。有心脏基础疾病的患者常以心室颤动为首发表现。其他非心源性心脏停搏也可表现为心室

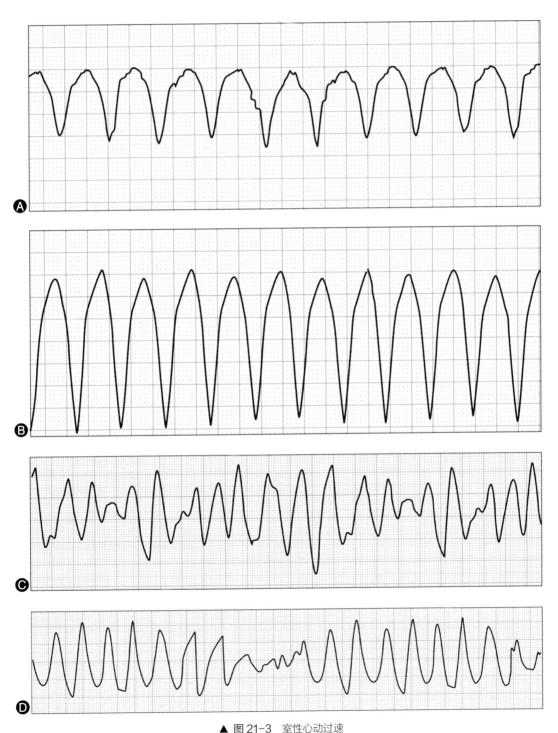

▲ 图 21-3　室性心动过速

A. 单形性室性心动过速；B. 单形性室性心动过速；C. 多形性室性心动过速；D. 多形性室性心动过速演变为尖端扭转型室性心动过速

颤动，但表现为心搏停止或 PEA 的比例较高。

心电图表现

心室颤动(图21-4)时心电图中正常的 P-QRS-T 消失。心电图基线波动不规则、无序、完全混乱。基线波动可以是细小或粗大的，这代表着心室活动

的幅度。粗颤（图 21-4A）表示心室活动幅度较大；细颤（图 21-4B）则表示心室活动幅度明显减低，在极端情况下可能与心搏停止相混淆。在心室颤动心脏停搏早期，心电图可见高振幅（高电压）的粗颤型心室颤动，而当心脏停搏进展时，如无干预或有效的治疗则转变为电压极低的细颤型心室颤动。

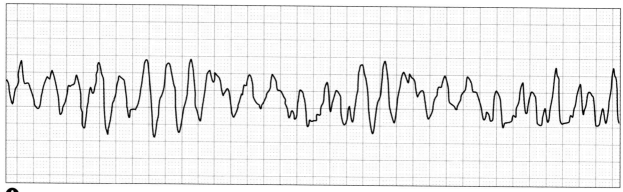

Ⓐ

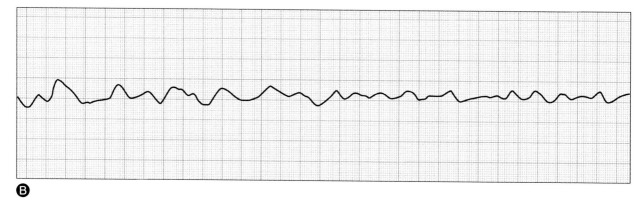

Ⓑ

▲ 图 21-4　心室颤动
A. 粗颤型心室颤动，粗颤指振幅较大的波形；B. 细颤型心室颤动，细颤指振幅较小的波形

第五篇　常见心电图表现的鉴别诊断

Electrocardiographic Differential Diagnosis of Common ECG Presentations

第 22 章　窄 QRS 波群心动过速的心电图鉴别诊断
Electrocardiographic Differential Diagnosis of Narrow Complex Tachycardia

Megan Starling　William J. Brady　著

刘　波　译

在急诊环境中会遇到多种类型的窄 QRS 波群心动过速（narrow complex tachycardia，NCT），其中绝大多数心动过速为室上性来源，心率超过100 次 / 分，QRS 波群持续时间小于 120ms；唯一的例外是起源于心室的 NCT，即束支型心动过速或束支型室性心动过速。这种心律非常少见，通常出现在药物中毒的病例中。广义上讲，任何起源于心室以上的心动过速都属于室上性心动过速；因此，SVT 是快速性心律失常的一个总称。必须将 SVT 与阵发性室上性心动过速区分开来；PSVT 是一个常用术语，用于描述一种突发突止的特定类型的 NCT。除心房颤动和多源性房性心动过速外，后文所述的大多数 NCT 都是有规律的。

NCT 的鉴别诊断（表 22-1）包括窦性心动过速、心房颤动、心房扑动、PSVT、MAT 和阵发性房性心动过速（paroxysmal atrial tachycardia，PAT）。此外，Wolff-Parkinson-White 综合征也会出现与 PSVT 相似的 NCT。最后，在鉴别诊断 NCT 时还应考虑少见的束支性室性心动过速。

窦性心动过速是生理应激反应中的常见现象，在心电图（图 22-1）上可通过规则的 NCT 进行识别，每个 QRS 波群前都有相同的直立 P 波；重要的是，P 波在 Ⅰ、Ⅱ 和 Ⅲ 导联中都是直立的。窦性心动过速具有逐渐加速和逐渐减速的特点。成人的心率在 100～160 次 / 分；儿童的心率与年龄有关，婴幼儿窦性心动过速的最高心率接近 200 次 / 分。窦性心动过速应被视为反应性心律，因为它通常是继发于原发性生理事件，如血容量不足、灌注不足、缺氧、发热、疼痛、焦虑和药物作用（框 22-1）。窦性心动过速本身很少需要治疗；相反，应关注窦性心动过速的原因并采取可能的治疗方法（框 22-2）。

心房颤动是由于心房中的多个异位灶以高达近 600 次 / 分的心房率同时放电所致。当其中部分电脉冲偶尔传导至房室结时，就会发生心室冲动的传导。由此产生的心室律非常不规则，从严重心动过缓到极度心动过速不等，心室率可达 150～250 次 / 分或更高，如果存在房室旁路（如 Wolff-Parkinson-White 综合征），心室率甚至会更高。在没有药物作用或其他活动性疾病影响的情况下，心房颤动的心室率通常约为 170 次 / 分。心电图（图 22-2）表现为 P 波消失，由于心房频繁小区域放电，导致基线出现混乱（波浪状、凹凸不平）的波动。QRS 波群是窄的，除非在极高的心率下或患者同时存在心室内传导延迟或房室旁路（accessory pathway，AP）。重要的是，心室律绝对不整齐，是心房颤动的特征性心电图表现（框 22-3）。

心房扑动是由心房内单个异位心房灶快速放电引发，该异位灶持续被心房内存在异常的折返环路重复激动。心房率一般为 250～350 次 / 分，其中只有部分心房冲动通过房室结引起心室除极。

表 22-1　窄 QRS 波群心动过速的鉴别诊断

- 窦性心动过速
- 心房颤动
- 心房扑动
- 阵发性室上性心动过速
- 多源性房性心动过速
- 阵发性房性心动过速
- Wolff–Parkinson–White 综合征窄 QRS 波群心动过速
- 束支型室性心动过速

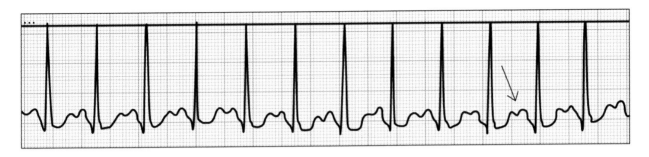

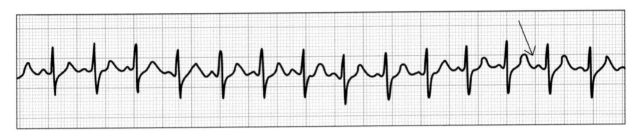

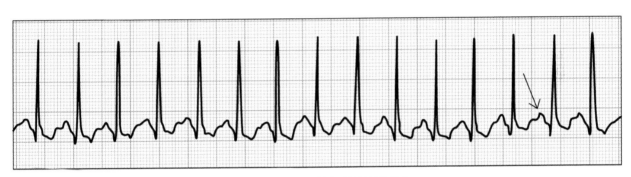

▲ 图 22-1　3 例窦性心动过速的 II 导联

注意每个 QRS 波群前的 P 波（箭），表明心动过速起源于窦房结。值得注意的是，在这些窦性心动过速的例子中，P 波是直立的。在 I、II 和 III 导联中，P 波都是直立的

框 22-1　窦性心动过速的临床表现

* 窦性心动过速应视为反应性心律
* 窦性心动过速的潜在原因
  * 低血容量（脱水、出血）
  * 低灌注（败血症、过敏性休克）
  * 缺氧
  * 发热
  * 疼痛
  * 焦虑
  * 药物作用（包括药物和违禁药物）

框 22-2　窦性心动过速的处理

* 窦性心动过速本身通常不需要特殊治疗
* 相反，应针对窦性心动过速的潜在病因采取治疗干预措施
* 如果患者没有心力衰竭的症状，如啰音或外周水肿，静脉快速输液是一个合理的初始治疗
* 应避免使用控制心率的药物，因为心动过速通常是相对低血容量或需氧量增加的一种代偿机制

心室率取决于心房激动与心室激动之间的传导比例。心房扑动通常表现为 2 : 1 的房室传导，形成心率约 150 次 / 分的规律性 NCT（框 22-4）。心电图（图 22-3）显示规则、一致的扑动波（F 波），呈尖状、不对称结构。房室比例为 2 : 1 时，每一个 QRS 波群对应两个扑动波。如果不确定是否存在扑动波，刺激迷走神经操作可能会使 A : V 传导瞬间减慢至 3 : 1（心室率为 100 次 / 分）或 4 : 1（心室率为 75 次 / 分），从而使扑动波更加明显。对于心室率大致为每分钟 150 次且心室率固定不变的 NCT 的患者，临床医生应考虑心房扑动（图 22-3）。

　　PSVT 是临床上常见的一种 NCT。病灶可位于心房组织或房室结本身，因此，PSVT 是一组表现相似的 SVT；在大多数情况下，病灶位于房室结。在患者护理的早期阶段，如在院前和急诊科

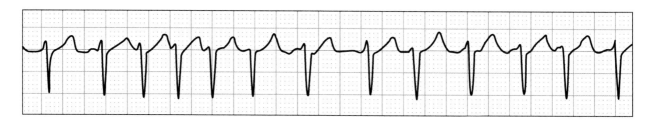

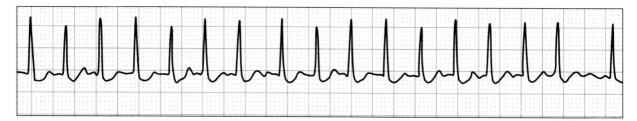

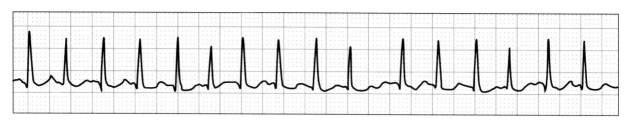

▲ 图 22-2　心房颤动伴快心室率

框 22-3　心房颤动的处理

- 心房颤动可能是一种难以控制的窄 QRS 波群心动过速。治疗的主要目标是控制心室反应（即心室率）
- 对于血流动力学不稳定的患者，紧急心脏电复律并不总是第一选择
- 相反，必须考虑不稳定的原因，并针对根本问题进行适当治疗
- 大多数情况下，心房颤动合并快速心室反应和伴随的低血压是由其他临床问题引起的，如脱水、败血症或其他原发的非心脏事件

框 22-4　心房扑动的临床表现

- 持续心率约为 150 次 / 分的窄 QRS 波群心动过速应考虑心房扑动可能
- 当然，许多室上性心动过速可以表现为 150 次 / 分的心室率，而心房扑动的自然心室率为 150 次 / 分

中，根据病灶起源定义的各种形式基本无法区分。在成人和儿童患者中，心房率通常为 150～250 次 / 分，房室传导比例通常为 1 : 1。心电图（图 22-4）显示突然发作的规则 NCT，无 P 波或位置异常的 P 波（图 22-4C）；位置异常的 P 波包括 QRS 波群之前的倒置 P 波和 QRS 波群之后不同极性的 P 波，这些 P 波被称为逆行 P 波。

与 PSVT 相似的 NCT 可见于 Wolff-Parkinson-White 综合征。WPW 综合征是一种类似于室性期前收缩的心电图表现，涉及心房和心室之间的房室旁路。在 WPW 综合征患者中，房室旁路绕过了房室结，在心房和心室之间建立了直接的电连接，从而使心室失去了对过快心率的保护，而在无 WPW 综合征的患者中，这种保护是由房室结提供的。WPW 综合征患者容易出现各种室上性快速性心律失常，包括最常见的 NCT，约占 70% 的病例。这种 NCT 被称为顺向型房室折返性心动过速；冲动通过房室结前传，然后通过房室旁路进行逆传。通过这种途径，QRS 波群看起来正常（即窄的），心电图显示非常快速的窄 QRS 波群心动过速，与 PSVT 几乎没有区别（图 22-4D 和框 22-5）。

MAT 是由 3 个或更多异位心房灶引发的冲动通过房室结传导，导致随后的心室除极。心电图（图 22-5）显示不规则的 NCT，心率大于 100 次 / 分，每个 QRS 波群前都有一个 P 波。单个心电图导联中必须至少有三个形态不同的 P 波。MAT 通常由潜在的呼吸系统病变引起，如慢性阻塞性肺病（chronic obstructive pulmonary disease，COPD）。

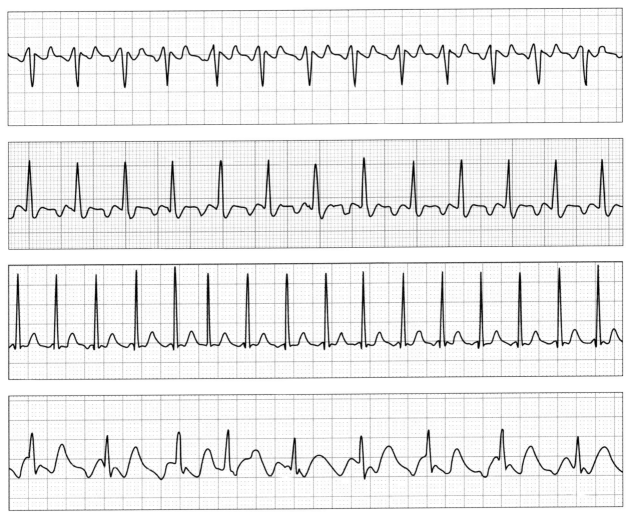

▲ 图 22-3　心房扑动伴快心室率

治疗的目的是纠正根本的病因（框 22-6）。

　　房性心动过速是由心房内的一个应激性的异位病灶快速放电引起的，类似于心房扑动，但通常没有明显的折返环。心房率一般为 150～250 次 / 分，多数情况下为 1∶1 的房室传导，因此心室率也为 150～250 次 / 分。在某些情况下，如洋地黄中毒，可能会出现房室传导阻滞，导致 2∶1 的房

室传导。在没有传导阻滞的 PAT，心电图显示出突然出现规则、相同的 P 波，并且每个 P 波后都跟随着一个 QRS 波群，频率介于每分钟 150～250 次 / 分。心动过速期间出现的 P 波与窦性心律时的 P 波有明显区别，不过这种差异除非医生有机会观察到正常窦性心律下的心电图，否则不总是容易辨认。

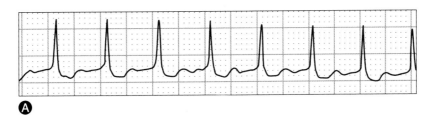

Ⓐ

▲ 图 22-4　阵发性室上性心动过速（PSVT）
A. PSVT 的心率相对较慢，约为 150 次 / 分

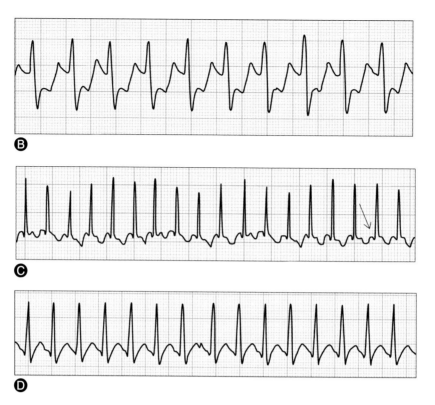

▲ 图 22-4（续） 阵发性室上性心动过速（PSVT）

B. 心室率约为 170 次 / 分的 PSVT，ST 段压低可能是与心率有关的现象，不代表冠状动脉缺血；C. 新生儿 PSVT，心率约为 260 次 / 分，注意 QRS 波群之前的逆行 P 波（箭）；D.Wolff-Parkinson-White 综合征相关的 PSVT，除心率更快外，这种 PSVT 与非 WPW 相关的 PSVT 无法区分

框 22-5　Wolff-Parkinson-White 综合征中的窄 QRS 波群心动过速
• WPW 综合征患者的窄 QRS 波群心动过速与阵发性室上性心动过速难以区分 • WPW 相关心律失常的处理与典型的阵发性室上性心动过速相似，即房室结阻滞药的使用是正确和适当的

框 22-6　多源性房性心动过速
• 很少需要对多源性房性心动过速本身进行初步治疗 • 相反，治疗应该针对根本原因，通常是慢性心脏疾病或肺部疾病的急性加重

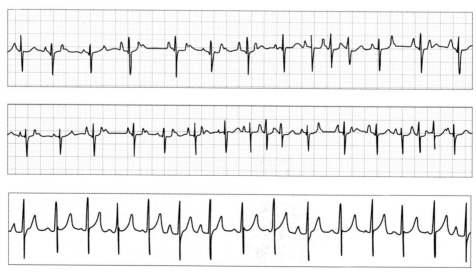

▲ 图 22-5 多源性房性心动过速，注意任何单导联中至少存在 3 种不同的 P 波

第23章　宽 QRS 波群心动过速的心电图鉴别诊断

Electrocardiographic Differential Diagnosis of Wide Complex Tachycardia

Amita Sudhir　William J.Brady　著

雷　蕾　译

宽 QRS 波群心动过速（wide complex tachycardia，WCT）是一种心率异常加快，QRS 波群增宽的心动过速。成人患者的心室率通常超过 120 次 / 分，QRS 波群的持续时间或宽度超过 0.12s。对于婴幼儿，临床医生在具体分析心电图时应使用年龄对应特定的标准。宽 QRS 波群是由心室的除极发生改变，原因有三种：室性异位灶［即室性期前收缩和（或）室性心动过速］、异常传导（即室上性心动过速伴束支传导阻滞）或心室预激（即 Wolff-Parkinson-White 综合征）。因此，WCT 的鉴别诊断（表 23-1）包括室性心动过速、伴束支传导阻滞前传的室上性心动过速和心室预激综合征相关的心动过速。WCT 可以是规则的，也可以是不规则的（框 23-1 和框 23-2）。

一、室性心动过速

室性心动过速几乎总是伴有增宽的 QRS 波群。

表 23-1　宽 QRS 波群心动过速的鉴别诊断

室性心动过速
* 单形性室性心动过速
* 多形性室性心动过速

伴异常传导的室上性心动过速
* 窦性心动过速
* 心房颤动
* 心房扑动
* 阵发性室上性心动过速
* 多源性房性心动过速
* 阵发性房性心动过速

心室预激相关的心动过速
* 心房颤动
* 宽 QRS 波群心动过速（逆行性心动过速）

其他宽 QRS 波群心动过速
* 起搏器介导性心动过速
* 伪影干扰致类似宽 QRS 波群心动过速

框 23-1　在宽 QRS 波群心动过速中室性心动过速诊断相关临床特征

室性心动过速（VT）的临床特点
* 年龄 50 岁以上
* 有心肌梗死史
* 有严重慢性心力衰竭史
* 没有这些发现并不排除 VT

室性心动过速和室上性心动过速伴差异性传导出现临床不稳定（如低血压和肺水肿）

框 23-2　宽 QRS 波群心动过速（WCT）的治疗管理

WCT 通常无法正确诊断

应注重心电图和临床特征

在血流动力学不稳定的患者，应立刻同步电复律

特殊管理注意事项
* 快心室率心房颤动伴宽 QRS 波群避免使用房室结阻滞药
* 规律的 WCT 时一般情况下避免使用房室结阻滞药
* 考虑 WCT 中使用碳酸氢钠治疗服药过量的情况
* 考虑对患者存在高钾血症伴有明显肾衰竭的 WCT 的治疗

成人 QRS 波群宽度常大于 0.12s；在婴儿和非常年幼的儿童中，QRS 波群以成人标准来看可能并不宽，但实际上它是宽的。在 VT 中，QRS 波群形态可以描述为单形性（即 QRS 波群是一个主要形状）（图 23-1）或多形性（QRS 波群有多个形状）（图 23-2）。室性心动过速的病灶大多数在心室肌，极少的起源于束支，束状室性心动过速是 VT 的一种形式，伴有窄 QRS 波群；在这种情况下，QRS 波群是狭窄的，因为心律起源集中在室内传导系统。单一形态的 VT 表现出在外观上是一致的 QRS 波群形态（即所有都出现相同或非常相似）。这种节律常见于缺血性心脏病或活动性心肌梗死的患者。宽的 QRS 波群是由发生在正常传

导系统之外的心室异位点的除极引起。单形态 VT 总是规则的（图 23-1）。

多形性 VT 是 QRS 波群的形态随节律的变化而变化（图 23-2）。QRS 波群的变化可以是最小的，也可以是最大的。多形性室性心动过速的一个特殊亚型为尖端扭转型室性心动过速（torsades de pointes，TdP），QRS 波群绕着基线扭转（图 23-2B 和 C）。无论是在 TdP 发生之前还是之后，

在窦性传导时可以发现 QTc 间期通常会延长。多形性 VT，包括 TdP，通常是不规则的。这种室性心动过速一般出现在以下情况下，包括急性冠脉综合征、毒理学表现和心搏骤停早期。

二、室上性心动过速伴异常传导

如果室内传导系统出现功能障碍（即阻滞或延迟激动），则电脉冲在通过心室心肌时延迟或减慢，

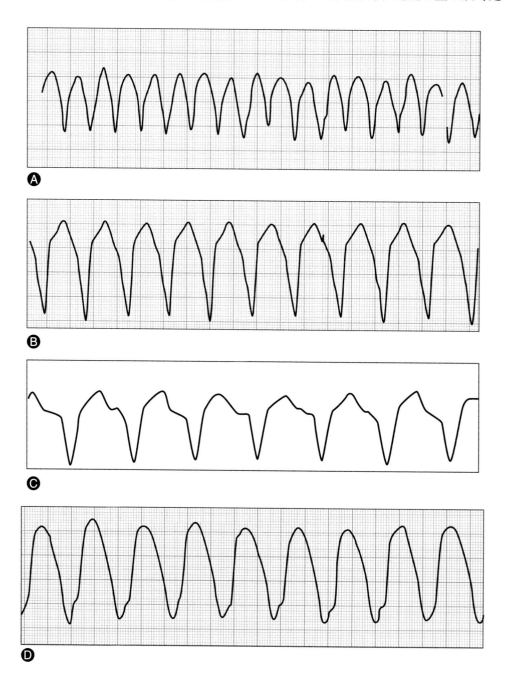

▲ 图 23-1 单形性室性心动过速

A. 单形性室性心动过速，心率约为 180 次 / 分；B. 单形性室性心动过速，心率约为 170 次 / 分；C. 单形性室性心动过速，心率明显较慢，约为 130 次 / 分，该患者正在使用胺碘酮，可以显著降低室性心动过速；D. 单形性室性心动过速，快速心率约为 220 次 / 分

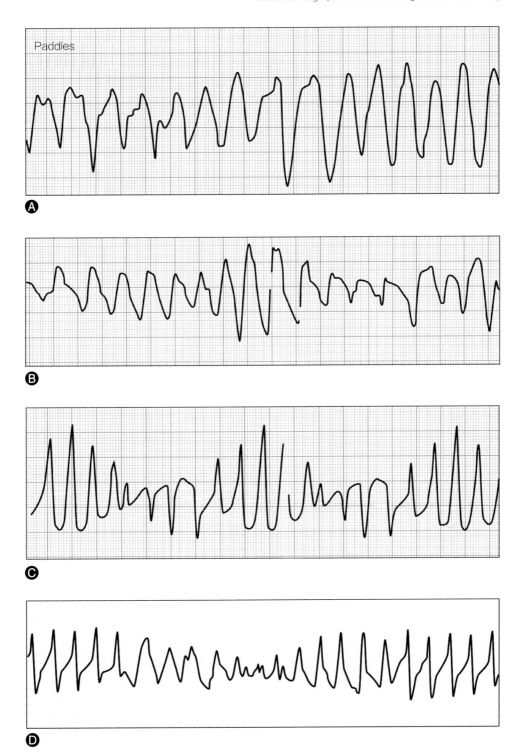

▲ 图 23-2 多形性室性心动过速

A. 多形性室性心动过速；B. 多形性室性心动过速；C. 多形性室性心动过速，尖端扭转型室性心动过速；D. 多形性室性心动过速，尖端扭转型室性心动过速

从而形成宽 QRS 波群。例如，左束支传导阻滞合并室上性心动过速患者，即使为室上性来源，也会显示宽 QRS 波群。室上性心动过速可包括任何室上性心动过速，包括窦性心动过速、心房颤动、阵发性室上性心动过速等（图 23-3 至图 23-5）。室内传导系统的功能障碍可以是永久性的，如束支传导阻滞，也可以是暂时性的，如可能只发生在心率较快时。异常的室上性心动过速可以是规则

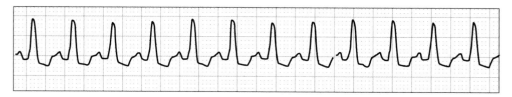

▲ 图 23-3　室上性心动过速伴差异性传导，窦性心动过速伴束支传导阻滞形态

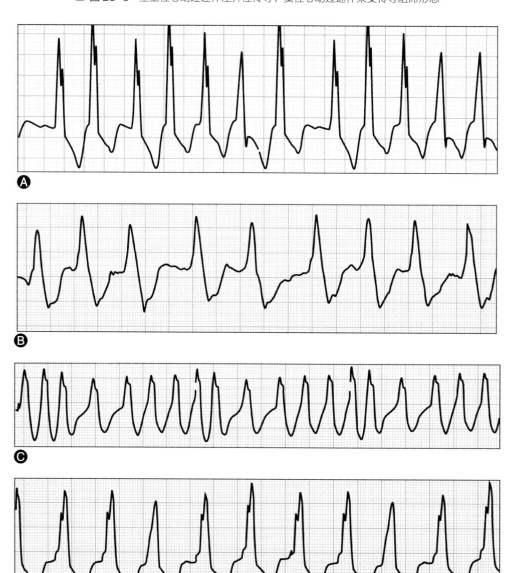

▲ 图 23-4　室上性心动过速伴室内差异性传导，心房颤动伴 QRS 波群增宽

A. 心房颤动伴束支传导阻滞；B. 心房颤动伴束支传导阻滞；C. 心房颤动伴束支传导阻滞，速率极快，产生束支不应，导致 QRS 波群变宽；D. 心房扑动伴束支传导阻滞

的，也可以是不规则的，这取决于异位起源点的来源，窦性心动过速和阵发性室上性心动过速为规则性，心房颤动和多源性房性心动过速为不规则性。

三、室性心动过速与室上性心动过速伴异常传导

为了治疗的目的，区分室性心动过速和室上性心动过速合并差异性传导十分重要。但在某些

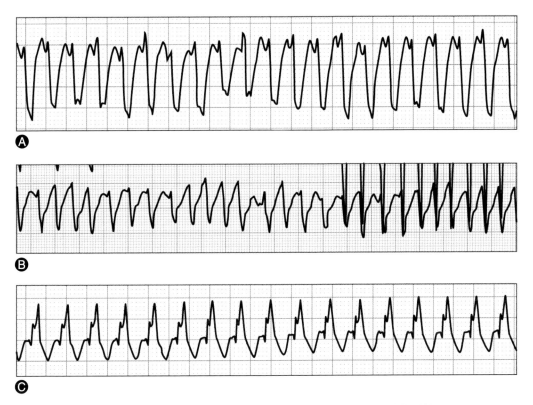

▲ 图 23-5　室上性心动过速伴室内差异性传导 – 室上性心动过速伴差异性传导

A. 由之前存在的束支传导阻滞导致 QRS 波群变宽；B. 阵发性室上性心动过速有两种形式的 QRS 波群，即宽（左侧）和窄（右侧），这一速率非常快，产生了束支传导阻滞，并导致 QRS 波群变宽，因为之前存在束支传导阻滞；C. 阵发性室上性心动过速伴 QRS 波群增宽，因为之前存在束支传导阻滞

情况下，很难区分。因此，必须根据患者的临床情况和心电图节律。以下是在 WCT 中有利于鉴别诊断的一些判断标准，可以在心电图上快速识别。

● QRS 波群时限非常宽（0.14～0.16s 持续时间）。

● 房室分离（图 23-6），P 波与 QRS 波群不相关。

● 心室夺获（图 23-7），其中一些脉冲是从心房传导，表现为偶尔狭窄的 QRS 波群。

● 融合波（图 23-8），来自心房的脉冲与心室产生的脉冲融合，形成具有新形态和中间宽度的 QRS 波群。

● 导联 V_1～V_6 中的 QRS 波群的主波是一致的，即所有 QRS 波群的极性要么都是正向的，要么都是负向的（图 23-9）。

明显的心律不规则可提示存在心房颤动或与频率相关的束支传导阻滞。不规则的程度通常是很明显的。

此外，一些临床特征，如患者年龄和病史，可以提示诊断。例如，年龄超过 50 岁，既往有心肌梗死和（或）显著充血性心力衰竭（congestive heart failure，CHF）病史，强烈提示室性心动过速是病因，而年轻健康的患者更可能出现异常的室性心动过速。

（一）心室预激（Wolff-Parkinson-White 综合征）

WPW 综合征是一种心室提前兴奋的形式，涉及心房和心室之间的额外传导路径。WPW 患者易发生多种室上性快速性心律失常，包括两种 WCT 亚型：WPW 相关心房颤动（图 23-10）和 WCT（图 23-11）。

（二）宽 QRS 波群心动过速的其他原因

严重高钾血症也可引起快速、宽 QRS 波群心动过速，如果心率较快，可参考 VT（图 23-12A）。钠离子通道阻滞药，如三环类抗抑郁药，可引起心动过速和 QRS 波群增宽，在过量情况下导

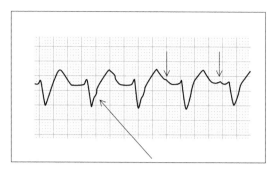

▲ 图 23-6 房室分离

在宽 QRS 波群心动过速中出现房室分离强烈提示室性心动过速的存在。长箭表示在较大的 QRS 波群中可能存在丢失的 P 波；小箭表示 P 波。在所有情况下，这些 P 波都与 QRS 波群分离，并没有关系

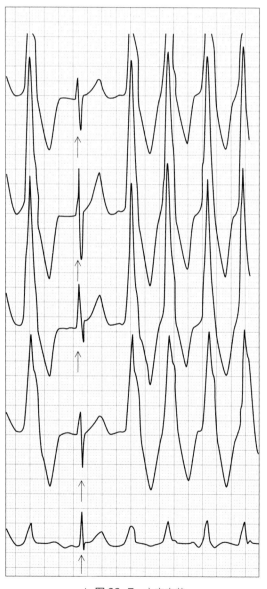

▲ 图 23-7 心室夺获

箭表示窄 QRS 波群，这由通过房室结传导的室上性激动引起。在宽 QRS 波群心动过速中出现室性夺获强烈提示室性心动过速的存在

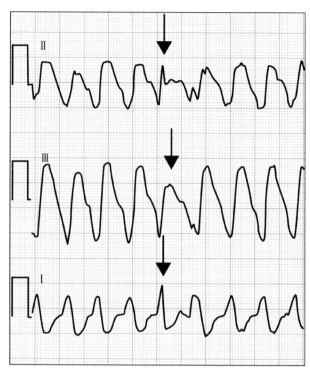

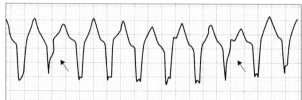

▲ 图 23-8 室性融合波

箭表示 QRS 波群，宽度中等，介于宽 QRS 波群心动过速（WCT）增宽的 QRS 波群与正常 QRS 波群之间。在宽 QRS 波群中可见到窄 QRS 波群，原因是室上性来源的冲动和心室冲动同时出现，产生一种独特的中等宽度 QRS 波群，在 WCT 中出现室性融合波强烈提示室性心动过速的存在

致 WCT（图 23-12B）。窦性心动过速伴前壁 ST 段抬高型心肌梗死和巨大 R 波（早期 STEMI 显著 T 波伴 ST 段抬高）类似于 WCT（图 23-12C）。最后，心电图机电干扰很容易被误认为是 WCT（图 23-13）。患者移动、电极使用不良、设备故障或电磁干扰都可能导致广泛复杂的伪影和干扰。

（三）起搏器：介导性心动过速

对于植入永久性起搏器的患者，起搏器允许心房感知和心室起搏，室上性心动过速可能会导致心室起搏跟踪心房。因为逆行 P 波被感知而导致不适当的心室起搏，产生的心室起搏是宽 QRS 波群，并且还可以看到起搏钉。

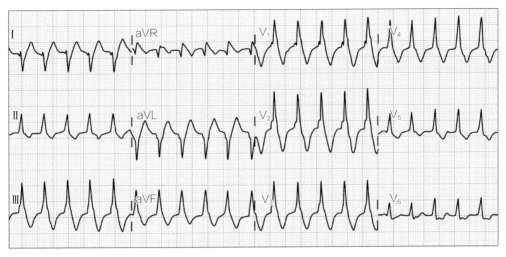

▲ 图 23-9 正向一致性波形

$V_1 \sim V_6$ 导联中的 QRS 波群均为正向波，即正向一致性。如果所有 QRS 波群均呈负向，则心电图表现为负向一致性。在这两种情况下，提示室性心动过速

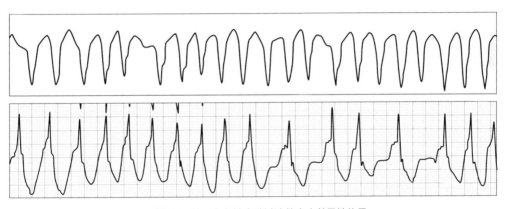

▲ 图 23-10 室上性心动过速伴室内差异性传导
WPW 伴心房颤动，注意心率快、形态不规则和 QRS 波群多形性

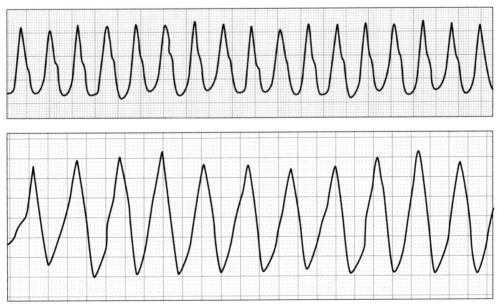

▲ 图 23-11 伴有传导异常的室上性心动过速
WPW 相关宽 QRS 波群心动过速，请注意这个极快的心率

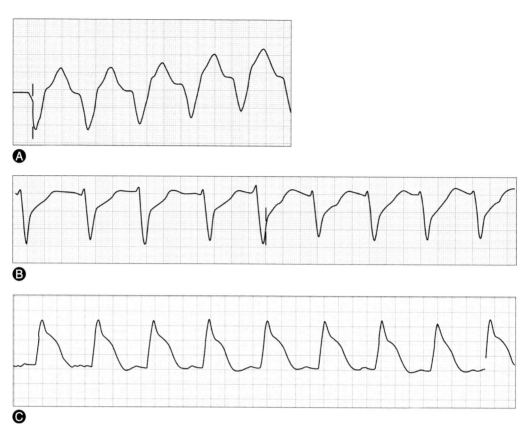

▲ 图 23-12　其他原因引起的室上性心动过速伴室内差异传导

A. 高钾血症引起的窦室传导心律；B. 由过量服用抗抑郁药物导致钠离子通道阻滞；C. 窦性心动过速伴前壁 ST 段抬高型心肌梗死（STEMI）和巨大 R 波（早期 STEMI 见 T 波高大伴 ST 段抬高），类似宽 QRS 波群心动过速（WCT）

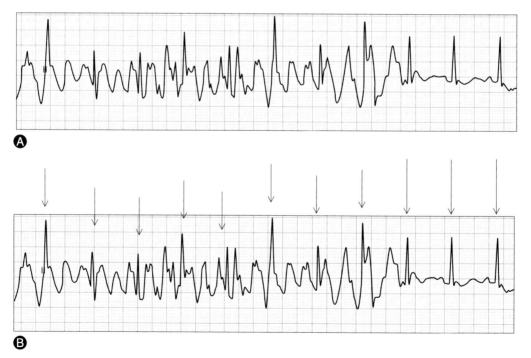

▲ 图 23-13　宽 QRS 波群心动过速（WCT）: 人为制造出的干扰

A. 类似 WCT 的运动相关心电图伪差患者的心律；B.A 中同样的心律条带，右侧的长箭表示实际的心脏节律（窦性心律），而其余部分的小箭表示正常出现的 QRS 波群，部分被伪差遮挡。注意正常出现的心搏的 RR 间期（两个连续 QRS 波群之间的间期）可以为这种诊断提供线索

第 24 章　缓慢型心律失常的心电图鉴别诊断
Electrocardiographic Differential Diagnosis of Bradyarrhythmia

Megan Starling　William J. Brady　著
孙伊楠　译

缓慢型心律失常指任何节律的心室率缓慢。对于成年患者，心率低于 60 次 / 分被认为缓慢，因此称之为缓慢型心律失常；婴幼儿和儿童的心动过缓心率水平与年龄相关。心动过缓心律包括很多节律，如窦性心动过缓、交界性和室性自主心律、具有逸搏节律的高度房室传导阻滞（如二度和三度房室传导阻滞）、房性心律伴有高度房室传导阻滞（如心房颤动伴慢心室率），以及与代谢障碍相关的心律（如高钾血症）。在大多数情况下，心率缓慢提示病理性，然而，窦性心动过缓在耐力较高的运动员中可作为正常变异表现。

心动过缓的鉴别诊断列于表 24-1。

表 24-1　心动过缓的鉴别诊断

* 窦性心动过缓
* 交界性心动过缓
* 室性自主心律
* 二度 II 型房室传导阻滞
* 三度房室传导阻滞
* 心房颤动 / 扑动伴慢心室率
* 窦室传导心律（严重高钾血症时）

窦性心动过缓是指心率小于 60 次 / 分的心律，并且冲动来源于窦房结，有窦性心律的特征，包括 I～III 导联 P 波直立和 P 波、QRS 波群 1∶1 出现。它是临床医学中最常见的心动过缓，有多种病因，包括急性冠脉综合征、慢性传导系统疾病、药物作用、电解质紊乱和大量运动训练（图 24-1A）。治疗见框 24-1。

交界性逸搏心律的心脏冲动源自房室交界区。当来自窦房结或其他心房来源的冲动不出现时，这种节律就会出现，由于不是正常冲动起源或冲动不能被房室结感知，所以交界性心律被称为逸搏心律。

房室结区组织具有心脏起搏功能，形成交界性心律，这种心律是缓慢、规律且 QRS 波群较窄，速度为 40～60 次 / 分，伴 P 波缺失、错位或倒置（图 24-1B）。如果冲动从房室结逆行传导至心房，则会出现 P 波错位或倒置的 P 波，称为逆行 P 波。在三度房室传导阻滞的情况下，交界性心律可以视为逸搏心律；在这种情况下，也可能规律出现正

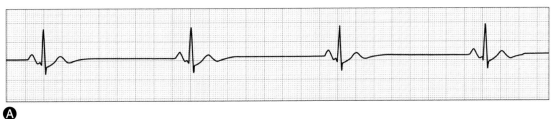

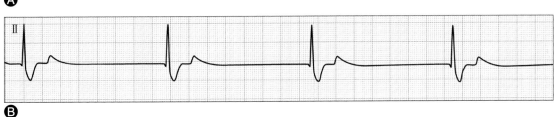

▲ 图 24-1　心动过缓

A. 窦性心动过缓，具有窦性心律特征，心率小于 60 次 / 分；B. 交界性心动过缓，规则、窄的 QRS 波群，没有明显的 P 波

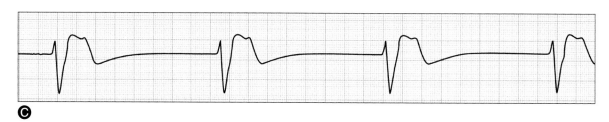

▲ 图 24-1（续） 心动过缓
C. 室性心动过缓，规则、宽的 QRS 波群，没有 P 波

常的直立 P 波，但其心率和节律与交界性 QRS 波群完全无关。直立的 P 波是由窦房结发放冲动引起，这些冲动没有被房室结感知到，因此不会被传导至心室。如果窦房结不能正常工作，当遇到交界性心律时，应该考虑为逸搏心律。其临床病因与窦性心动过缓相似（框 24-2）。

室性自主心律是指心脏冲动来源于心室的起搏点。当近端传导系统的功能障碍迫使心室肌中的起搏点承担心脏起搏的功能时，就会发生这种节律。当窦房结和心房和房室结的所有其他起搏点均不能传导或产生冲动或完全房室传导阻滞时，可能会发生这种心室起搏。与交界性心律相似，室性自主心律也应该被认为是一种逸搏心律。室性自主心律（图 24-1C）规律，没有 P 波，宽 QRS 波群心动过缓，心率为 20～40 次 / 分。与交界性心律和完全性房室传导阻滞的情况不同，三度房室传导阻滞患者的室性心律可以认为是逸搏心律；在这种情况下，会有规律的间期、相同的直立 P 波，并且与心室 QRS 波群没有明显的关系。

伴有慢心室率的心房颤动和心房扑动均为缓慢型心律失常（图 24-2）。在大多数情况下，心房颤动和心房扑动会表现为心动过速。然而，如果某些药物或某些疾病状态改变了房室结传导冲动的能力，在这两种节律中将出现缓慢的心室率，即心动过缓。

病态窦房结综合征由于窦房结功能障碍，产生规律或不规律的窦性心动过缓，通常会引起房性、交界性或室性逸搏心律，但由于潜在的心脏功能障碍，这些逸搏心律没有出现。当心电图显示心率低于窦性心动过缓的期望水平时，则会出现规则或不规则的宽窄 QRS 波群。同时在具备功能性逃逸机制的心脏中，每个 QRS 波群前均伴随相同的 P 波。病窦综合征除了潜在的严重窦性心动过缓外，还可能偶尔出现快速心律失常、心房、交界性或心室逸搏和窦性静止。

房室传导阻滞可伴有缓慢型心律失常，包括二度房室传导阻滞和三度房室传导阻滞（也称为完全性心脏传导阻滞）（框 24-3 和框 24-4）。房室传导阻滞的病因与心动过缓相似。一度房室传导阻滞（图 24-3A）指 PR 间期恒定延长，长度大于 0.2s。一度房室传导阻滞较少伴心动过缓。

二度 I 型房室传导阻滞（Wenkebach）指 PR 间期逐渐延长直至冲动不能激动心室，有一个未下传的 P 波（即没有 QRS 波群）。在心电图上（图 24-3B），这是一种不规则、窄的波群心律，PR 间期逐渐延长，直至有一个 P 波后无 QRS 波群。阻滞的程度用 P 波与 QRS 波群的比值表示；因此，一个有 3 个 P 波的心电图，最后一个没有传导，但产生 3 个 QRS 波群，可以称为 3∶2 阻滞。二度 II 型房室传导阻滞是由通过房室结的冲动被周期性阻滞引起，如果心搏频繁地不能被传导，这

框 24-1 心动过缓的治疗

- 阿托品是一种有效的治疗缓慢型心律失常的药物
- 与室性自主心律相比，阿托品对窦性心动过缓可能更有效；此外，更高初始剂量（成人使用 1.0mg）的阿托品可能比低剂量更有效

框 24-2 窦性心动过缓和交界性心律的临床表现

- 窦性心动过缓和交界性心律的患者可以没有临床症状，可能是正常变异，尤其是在较年轻的患者或高强度训练的运动员等中
- 在考虑缓慢型心律失常为正常变异时，应极为谨慎。患者不应有任何缓慢型心律失常的相关临床表现，如晕厥、虚弱、用药过量和急性冠脉综合征事件
- 使用 β 受体阻滞药或非选择性钙离子通道阻滞药的患者可能会出现窦性心动过缓，即使这些药物或某些状况（如休克状态）预期可能会导致窦性心动过速

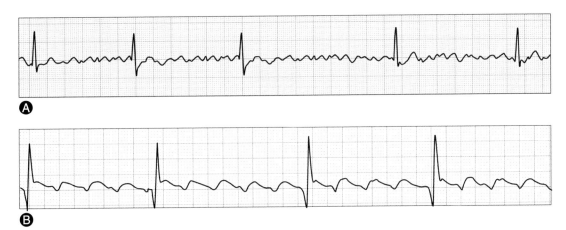

▲ 图 24-2 A. 心房颤动伴慢心室率；B. 心房扑动伴慢心室率，注意扑动波的出现，在 QRS 波群较少出现时更容易看到

框 24-3 房室传导阻滞的临床表现
• 二度 I 型房室传导阻滞可被认为是正常变异；当考虑正常变异状态时，应极度谨慎，患者不应有任何缓慢型心律失常的临床表现，如晕厥、虚弱、用药过量和急性冠脉综合征事件
• 二度 II 型和三度房室传导阻滞经常是病理性的，提示存在显著的传导系统功能障碍

框 24-4 房室传导阻滞的治疗
• 阿托品对严重的房室传导阻滞无效，如二度房室传导阻滞和三度房室传导阻滞
• 此外，某些专家认为阿托品在这些房室传导阻滞中禁忌使用
• 对于这些阻滞程度严重的患者，应考虑经皮置入起搏器

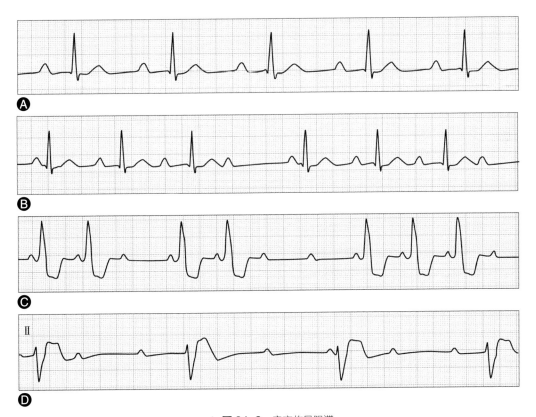

▲ 图 24-3 房室传导阻滞

A. 一度房室传导阻滞，注意延长的 PR 间期恒定不变；B. 二度 I 型房室传导阻滞，注意 PR 间期逐渐延长，直至一个心搏脱落（即没有 QRS 波群）；C. 二度 II 型房室传导阻滞，注意心搏突然脱落但 PR 间期恒定（即没有 QRS 波群），QRS 波群在这种房室传导阻滞中经常，但并不总是增宽；D. 三度房室传导阻滞，这种传导阻滞也被称为完全性心脏传导阻滞或心脏传导阻滞，P 波与 QRS 波群之间没有关联，心房率大于心室率

种形式的房室传导阻滞会引起心动过缓。心电图
（图 24-3C）表现为 PR 间期恒定，PR 间期可能
是正常或延长，但它是固定不变的。最终，一个
P 波后无 QRS 波群，形成一个无传导的心搏。如
果有多个不传导的 P 波连续发生，则称之为高度
房室传导阻滞。

　　三度房室传导阻滞是由房室结的完全阻滞引
起的，导致从心房到心室冲动无法传导。心电图
记录（图 24-3D）表现为有规律的心室或交界性
逸搏心律，有规律的相同的直立 P 波，但 P 波与
QRS 波群完全无关联，各自有各自的规律和速率，
是由窦房结、房室结或心室肌不同的两种冲动
引起。

　　高钾血症，或血清钾升高，可表现为心动过缓。
血清钾含量的升高会减缓冲动释放并破坏传导，
从而导致心动过缓、房室传导阻滞、室内传导异常。
最需要被关注的高钾血症相关的缓慢型心律失常
是窦室传导（框 24-5 和图 24-4）。其诊断标准如
下：没有 P 波，极宽的 QRS 波群（如正弦波形态），
缓慢的心室率。

框 24-5　窦室传导严重高钾血症的临床表现
• 对于宽 QRS 波群心动过缓患者，考虑高钾血症的窦室传导，见于急性或慢性肾衰竭、严重肝病、洋地黄中毒和食盐替代使用（如氯化钾） • 这些患者有发生高钾性心搏骤停的风险

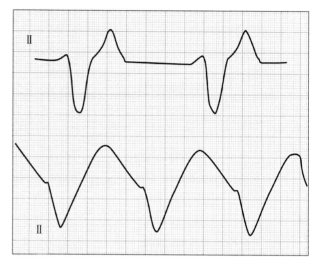

▲ 图 24-4　严重高钾血症的窦室传导
注意 QRS 波群非常宽，没有 P 波，整体心率缓慢

第 25 章　ST 段抬高的心电图鉴别诊断
Electrocardiographic Differential Diagnosis of ST Segment Elevation

Megan Starling　William J. Brady　著
黄芬　左萍　译

　　ST 段抬高是公认的急性冠脉综合征的心电图特征，尤其是 ST 段抬高型心肌梗死。然而，还有许多其他可引起 ST 段抬高的临床情况（图 25-1 和表 25-1）。对患者正确的诊断可采取正确的治疗。

　　在某些人中，ST 段抬高是良性的，为正常变异；心室良性早期复极是非病理性 ST 段抬高的常见原因。在其他患者中，ST 段抬高提示某种心脏疾病，包括急性或慢性（如 ST 段抬高型心肌梗死、变异性心绞痛、左束支传导阻滞、左心室肥厚、心包炎 / 心肌炎、左心室室壁瘤、心室起搏心律、Brugada 综合征、高钾血症），以及非心脏原因（如颅内出血、肺栓塞和主动脉夹层）。

　　当患者出现相应的症状（如胸痛、呼吸困难

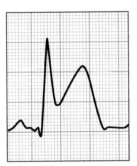

ST 段抬高型心肌梗死

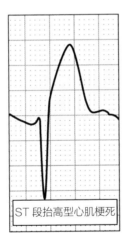

ST 段抬高型心肌梗死

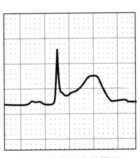

ST 段抬高型心肌梗死

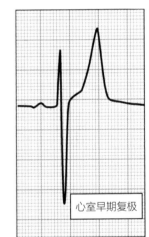

心室早期复极

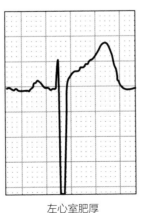

心包炎

左心室肥厚

左束支传导阻滞

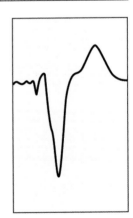

心室起搏

▲ 图 25-1　成人胸痛伴 ST 段抬高的各种原因

表 25-1　ST 段抬高的鉴别诊断

常见的原因
- ST 段抬高型心肌梗死
- 左束支传导阻滞
- 左心室肥厚
- 心室起搏
- 急性心包炎
- 良性早期复极
- 左心室室壁瘤

不常见的原因
- 心肌炎
- Brugada 综合征
- 心肌病
- 高血钾
- 颅内出血
- 肺栓塞
- 主动脉夹层

等）和心电图 ST 段抬高时，可诊断为 ST 段抬高型心肌梗死。STEMI 中 ST 段抬高必须高于心电图基线至少 1mm，并且至少有两个解剖上相邻的导联；注意，基线被定义为 TP 段。ST 段的形态（图 25-2 和图 25-3）通常是凸的（或向上凸起），也可能是直的（平的）或凹的（或向下下垂）。与 STEMI 相关的其他心电图表现包括新的倒置 T 波，ST 段抬高导联对侧导联 ST 段的压低（如镜像改变或者反向的 ST 段压低）。一系列心电图导联中 ST 段和 T 波形态的动态变化及 Q 波动态的波形改变。图 25-4 至图 25-6 显示与 STEMI 相关的不同形态的 ST 段抬高。不稳定心绞痛是 ST 段抬高的原因之一，在这种情况下，局部缺血通常是可逆的，因为它是由冠状动脉血管痉挛引起的，通

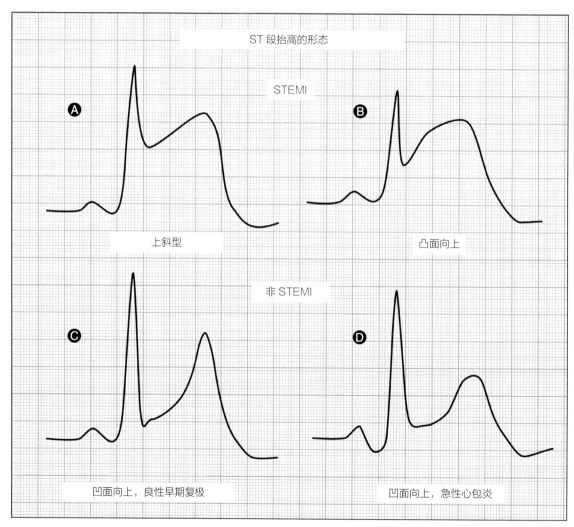

▲ 图 25-2　STEMI 和非 STEMI 的 ST 段抬高类型

A. ST 段抬高型心肌梗死（STEMI）上斜型 ST 段压低；B.STEMI 的凸面向上型抬高；C. 非 STEMI（良性早期复极）凹面向上型 ST 段抬高；D. 非 STEMI（急性心包炎）凹面向上型 ST 段抬高

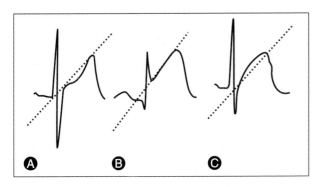

▲ 图 25-3　ST 段抬高的形态
A. 凹面向上型，与非 STEMI 相关；B. 上斜型，与 STEMI 相关；C. 凸面向上型，与 STEMI 相关

常可以自发缓解，使用硝酸甘油或钙离子通道阻滞药可以加速缓解。ST 段抬高型心肌梗死则是由急性斑块破裂、形成血栓和阻塞冠状动脉血流所致。对于有典型症状和 STEMI 的 ECG 结果，在再灌注治疗（如纤溶药物或经皮冠状动脉介入术）之前恢复正常应考虑到这种情况。根据初步评估来区分是 STEMI 还是变异型心绞痛所引起的 ST

段抬高非常困难，当症状持续或对心肌梗死诊断存在怀疑，则可能需要连续 ECG 检查，并且需要考虑存在更严重的情况（STEMI）。

左束支传导阻滞和心室起搏节律都是 ST 段抬高的常见原因，两者 ST 段改变通常与 QRS 波群方向不一致（图 25-7）。LBBB 引起的 ST 段抬高通常呈凹形，并且与 QRS 波群不一致（图 25-8）。与 QRS 波群不一致意味着 ST 段抬高方向与 QRS 波群主波终末方向相反；因此，当患者有 LBBB 相关的 ST 段抬高时将表现出大部分或完全为负向的 QRS 波群。这种情况在 $V_1 \sim V_3$ 导联中是常见的。虽然 LBBB 中一些 ST 段抬高是正常的，但对于有明确临床表现为 ACS 的患者来说，ST 段过度抬高（>5mm）应考虑急性心肌梗死。在室性起搏节律下也可以观察到类似的发现（图 25-9 和框 25-1）。

左心室肥厚也可能引起凹面向上型 ST 段抬高，特别是在 $V_1 \sim V_3$ 导联中（图 25-10）。与左

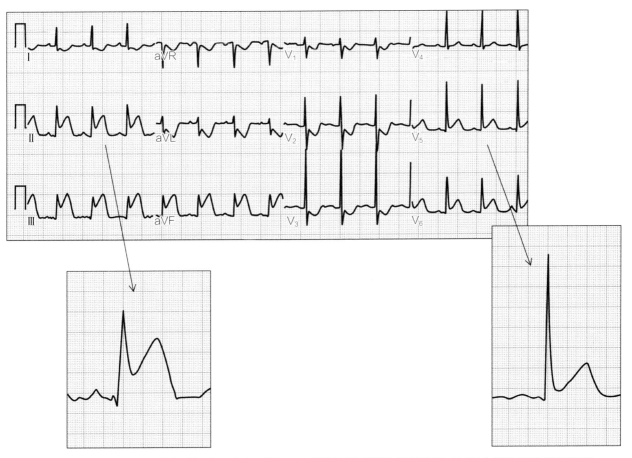

▲ 图 25-4　下侧壁 ST 段抬高型心肌梗死在 Ⅱ、Ⅲ 和 aVF 导联表现为显著的 ST 段抬高，V_5 和 V_6 导联 ST 段抬高不明显

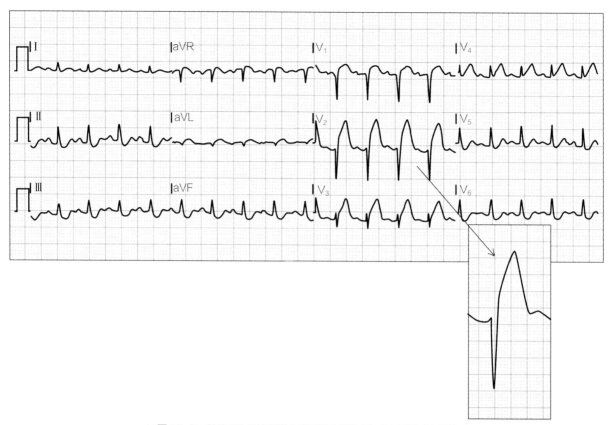

▲ 图 25-5　前壁 ST 段抬高型心肌梗死表现为 V₁～V₄ 导联 ST 段抬高

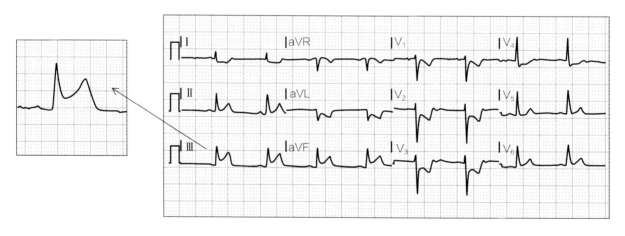

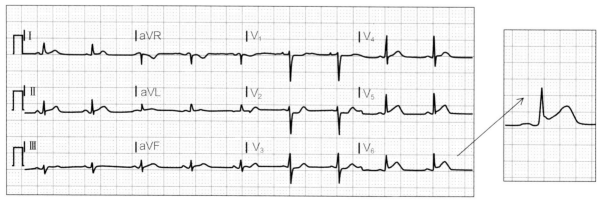

▲ 图 25-6　ST 段抬高不明显的 ST 段抬高型心肌梗死

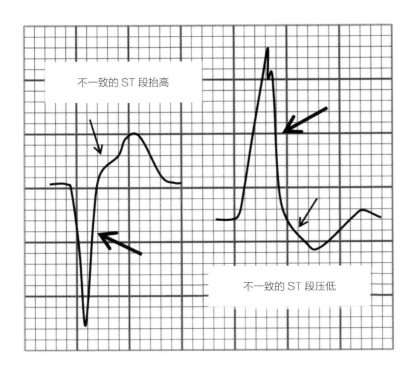

◀ 图 25-7 与 QRS 波群主波方向不一致的 ST 段改变

展示了左束支传导阻滞和右心室起搏模式中的 ST 段形态。在这两例中，ST 段与 QRS 波群主波方向相反。左侧是不一致的 ST 段抬高，ST 段在 QRS 波群等电位线对侧成比例地抬高。右侧是不一致的 ST 段压低；注意，ST 段压低，位于 QRS 波群主波终末部分等电位线的对侧。这种关系在左束支传导阻滞和右心室起搏模式（起搏器植入）中均可见

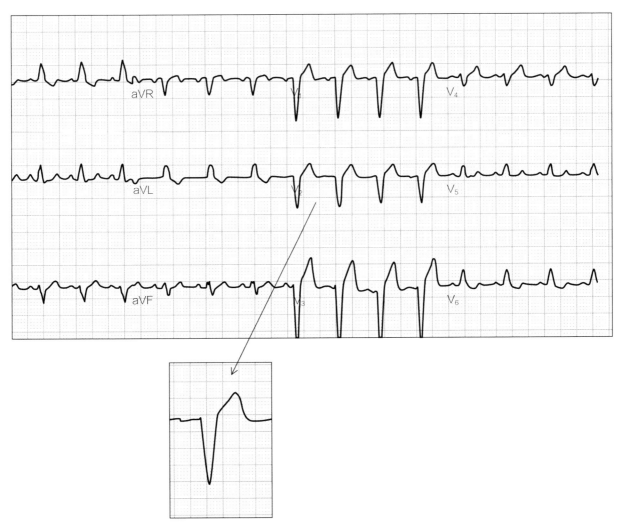

▲ 图 25-8 左束支传导阻滞导致的 $V_1 \sim V_4$ 导联 ST 段抬高

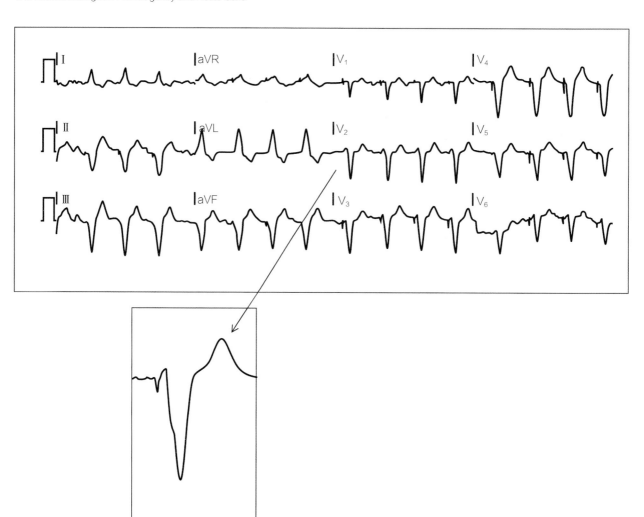

▲ 图 25-9　心室起搏模式导致 II、III、aVF 和 $V_1 \sim V_6$ 导联的 ST 段抬高

框 25-1　在特定的情况下，LBBB 等效于 ST 段抬高型心肌梗死
患者胸痛或心绞痛，出现新发的左束支传导阻滞（LBBB），即使没有特异性证据支持，也可以认为是 ST 段抬高型心肌梗死

束支传导阻滞类似，这些 ST 段抬高与 QRS 波群的主波方向不一致；也就是说，它们与负向的 QRS 波群相反。这些抬高通常小于 5mm，并且在心电图连续检查中不会进展或改变。

急性心包炎（或急性心肌心包炎）可表现为广泛的凹面向上型 ST 段抬高（图 25-11）。在急性心包炎中，ST 段抬高通常不超过 5mm，并分布于 ECG 广泛导联上（aVR 和 V_1 导联除外）。其他提示急性心包炎的 ECG 线索还包括无 ST 段压低、PR 段改变（下壁导联和 V_6 导联 PR 段压低，aVR 导联 PR 段抬高），以及反复进行 ECG 检查时 ST 段抬高没有变化。

心室早期复极是一种常见的弥漫性、凹陷型 ST 段抬高，通常在胸导联 $V_1 \sim V_4$ 中最为显著。它通常仅出现在前壁导联中。也可以同时出现在前壁和下壁导联中；仅限于下壁导联在心室早期复极中不太常见。通过抬高且不规则或有顿挫的 J 点（QRS 波群的终末与 ST 段的起始点）可以识别心室早期复极（图 25-12）；T 波高且对称并随时间保持不变，这是正常心电图良性变异的表现。心室早期复极与急性期心包炎 ST 段抬高相鉴别往往非常困难。

左心室室壁瘤是导致既往心肌梗死患者 ST 段抬高的原因之一。大多数室壁瘤的病例，心肌梗死范围广泛，并且没有进行急性再灌注治疗，坏死区域在动脉或心室部位形成了一个突出部分。左心室室壁瘤的 ECG 表现最常见于前壁 $V_1 \sim V_4$ 导联（图 25-13）。通常，可以看到典型的病理性

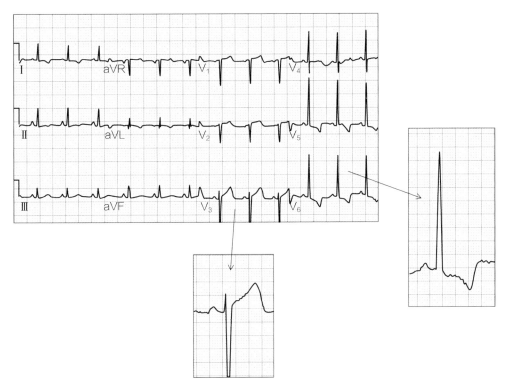

▲ 图 25-10　左心室肥厚心电图

注意胸导联大的 QRS 波群，同时注意胸导联 ST 段及 T 波的异常。V₁～V₃ 导联 ST 段抬高，V₅～V₆ 导联 ST 段压低伴 T 波倒置

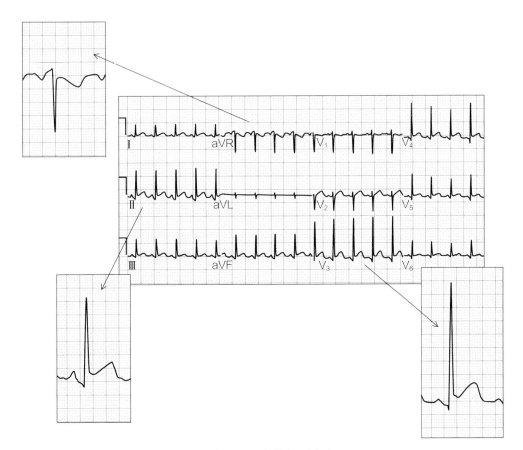

▲ 图 25-11　急性心肌心包炎

通常被称为急性心包炎，表现为前壁、下壁导联弥漫性 ST 段抬高。下壁导联和 aVR 导联可见 PR 段改变（PR 段压低）

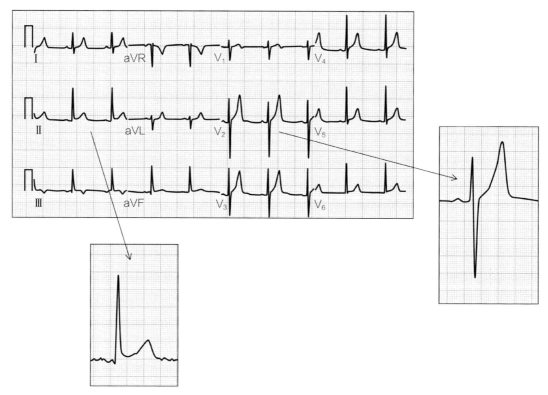

▲ 图 25-12　V₁~V₅ 和 II 导联 ST 段凹面向上型抬高的良性早期复极

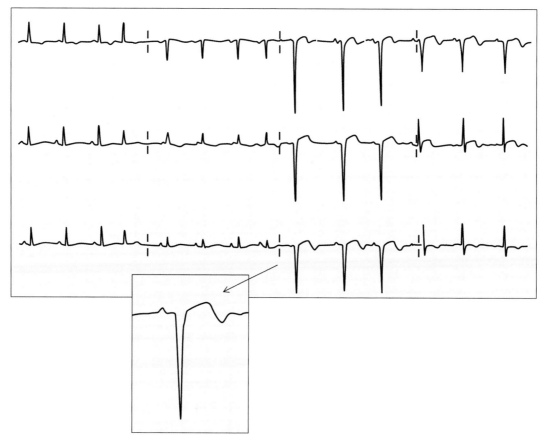

▲ 图 25-13　V₁~V₅ 导联 ST 段抬高的左心室室壁瘤；同时注意，V₁~V₄ 导联存在 Q 波，伴 T 波倒置，提示既往心肌梗死

Q 波，提示大的、完全的心肌梗死；小的倒置 T 波也存在。大幅 ST 段抬高通常很少，大多数 ST 段抬高不超 1～3mm；极少数患者 ST 段抬高接近 5mm。常伴有非特异性 T 波异常，但镜像改变不常见；反复的心电图检查没有 ST 段的变化。如果没有既往的病史或心电图，这种诊断可能很困难，而且通常与 STEMI 难以区分。

Brugada 综合征是一种与心脏钠离子通道突变相关的遗传综合征，患者易于发生恶性室性心律失常，如多形性室性心动过速和心室颤动。特点是 ECG 与典型的右束支传导阻滞（rSr'）相似，V₁ 和（或）V₂ 导联的 ST 段抬高。当 QRS 波群宽度＞0.12s 时为完全性右束支传导阻滞；QRS 波群宽度＜0.12s 时为不完全性右束支传导阻滞，ST 段抬高出现的三种形态之一：1 型穹隆型 J 点抬高至少 2mm，逐渐下降的 ST 段抬高，以及负性 T 波；Ⅱ 型鞍型，J 点抬高至少 2mm，ST 段抬高至少 1mm，并伴有正性或双相 T 波；Ⅲ 型鞍型，J 点抬高小于 2mm，ST 段抬高小于 1mm，并伴有直立的 T 波，这些异常发现通常仅限于 V₁ 和（或）V₂ 导联。ST 段抬高的其他原因包括心肌病、高钾血症、颅内出血、肺栓塞和主动脉夹层。

第 26 章　ST 段压低的心电图鉴别诊断

Electrocardiographic Differential Diagnosis of ST Segment Depression

Amita Sudhir　William J. Brady　著
黄　芬　译

ST 段压低定义为 ST 段下移 ≥0.1mV。ST 段压低最常见的病因是心肌缺血，但其他原因仍需考虑。表 26-1 列出了 ST 段压低的常见原因。

一、急性冠脉综合征

急性冠脉综合征可表现为多种形态的 ST 段改变。三种基本的类型包括不稳定型心绞痛或非 ST 段抬高型心肌梗死相关的 ST 段压低，ST 段抬高型心肌梗死中镜像性 ST 段压低，以及后壁急性心肌梗死导致对应导联的 ST 段压低。

1. 不稳定型心绞痛或非 ST 段抬高型心肌梗死伴弥漫性 ST 段压低（图 26-1）。

2. 从 12 导联心电图的前壁导联视角观察到后壁心肌梗死（图 26-2 和图 26-3）。

3. 合并 ST 段抬高型心肌梗死的情况下镜像性 ST 段压低（图 26-2 和图 26-4）。

表 26-1　ST 段压低的鉴别诊断

- 急性冠脉综合征
  - 不稳定型心绞痛 / 非 ST 段抬高型心肌梗死
  - 后壁心肌梗死
  - 镜像改变
- 左束支传导阻滞
- 心室起搏
- 左心室肥厚
- 地高辛效应
- 频率相关性

二、左束支传导阻滞

左束支传导阻滞时，QRS 时限大于 0.12s。V_1 和 V_2 导联呈 rS 型，I、aVL、V_5 和 V_6 导联中的 QRS 波群主波为正向。在 QRS 波群主波为正的导联 ST 段压低。因此，心电图表现为单相 R 波的导联表现为 ST 段压低，ST 段压低与倒置 T 波融合（图 26-5）。心室起搏也为类似的表现（图 26-6）。

三、左心室肥厚

左心室肥厚常伴 QRS 波群电压增高和 ST 段异常（ST 段抬高或压低），当 ST 段和 T 波存在异常时，左心室肥厚称为左心室肥厚伴劳损，劳损提示存在 ST 段和 T 波异常。ST 段压低可见于侧壁 I、aVL、V_5 和 V_6 导联。ST 段压低与倒置的 T 波融合在一起（图 26-7）。

四、心率相关 ST 段压低

ST 段压低也可见于室上性心动过速，如阵发性室上性心动过速和心房颤动，尤其是在快心室率情况下，ST 段压低并不一定表明心肌缺血（图 26-8）

五、其他原因

ST 段压低也可见于以下情况：地高辛治疗（地高辛效应）（图 26-9）、低体温、低钾血症、高钾血症和心脏挫伤。

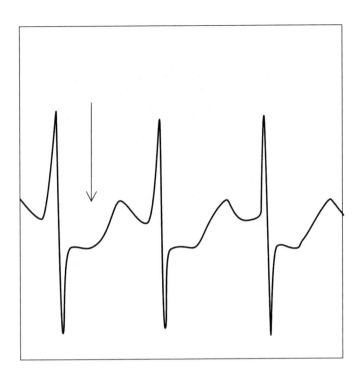

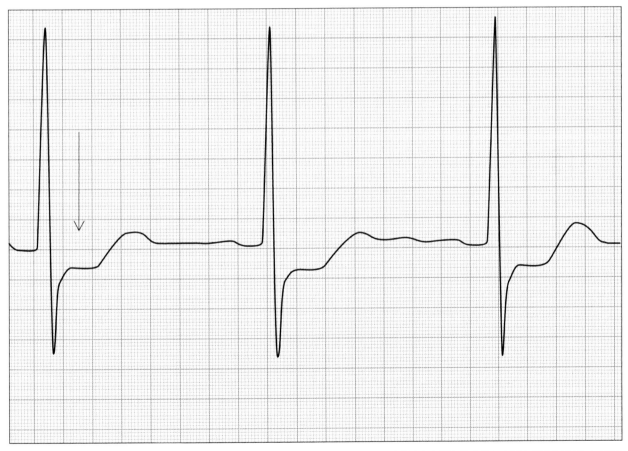

▲ 图 26-1　急性冠脉综合征引起的 ST 段压低（箭），在这种情况下，不稳定型心绞痛伴心电图异常或非 ST 段抬高型心肌梗死可能是该患者的最终诊断。血清标志物（如肌钙蛋白）升高最终可明确诊断

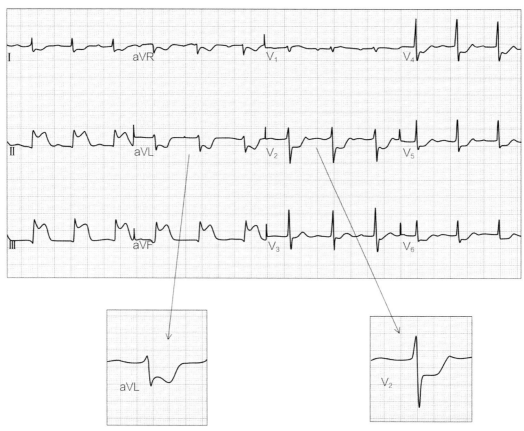

▲ 图 26-2 急性下壁后壁 ST 段抬高型心肌梗死（STEMI）表现为两种形式 ST 段压低，即后壁急性心肌梗死（V₂ 导联）和镜像改变（Ⅰ 导联和 aVL 导联）。下壁（Ⅱ、Ⅲ和 aVF）导联 ST 段抬高，与下壁 STEMI 相符。V₂ 导联 ST 段压低，提示后壁急性心肌梗死

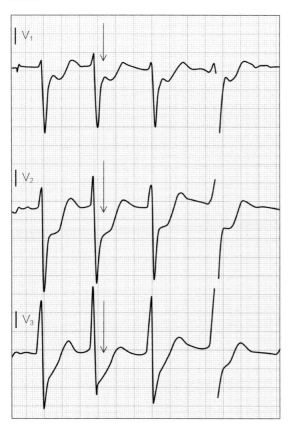

◀ 图 26-3 V₁～V₃ 导联 ST 段压低。这种 ST 段压低可能提示后壁急性心肌梗死或前壁缺血。V₁～V₂ 导联表现为大 R 波和直立 T 波，提示后壁心肌梗死的可能

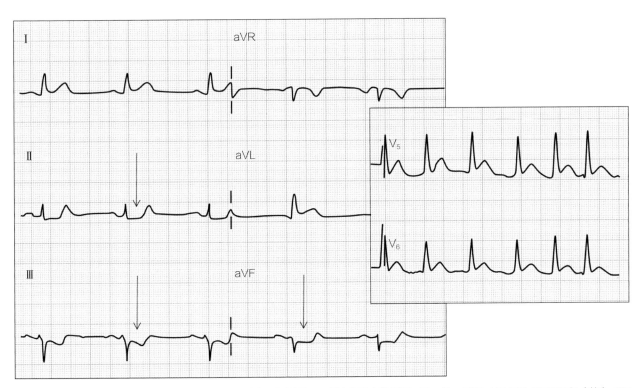

▲ 图 26-4　Ⅰ、aVL、V₅ 和 V₆ 导联出现 ST 段抬高，与侧壁 ST 段抬高型心肌梗死一致。Ⅱ、Ⅲ 和 aVF 导联 ST 段压低（箭），ST 段镜像压低，也称之为镜像改变。下壁导联出现镜像改变再次证实侧壁 ST 段抬高型心肌梗死

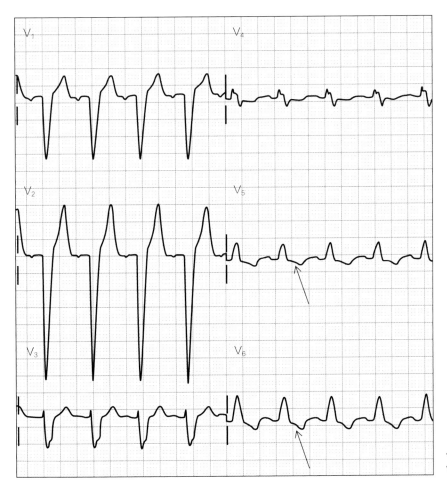

◀ 图 26-5　典型的左束支传导阻滞，V₅ 和 V₆ 导联 ST 段压低、T 波倒置（箭）

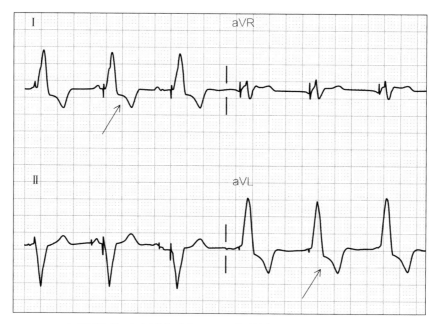

▲ 图 26-6　心室起搏：I 和 aVL 导联（箭）ST 段压低、T 波倒置

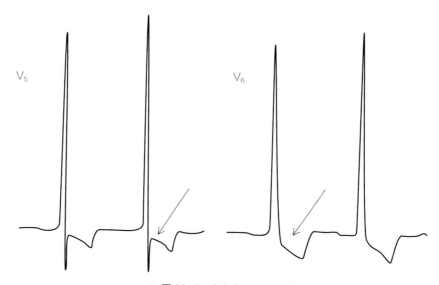

▲ 图 26-7　左心室肥厚伴劳损
V$_5$ 和 V$_6$ 导联（箭）ST 段压低、T 波倒置（劳损 =ST 段异常）

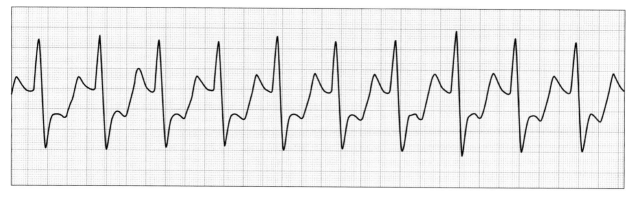

▲ 图 26-8　阵发性室上性心动过速
心率相关性 ST 段压低。在大多数情况下，这种 ST 段压低与急性冠脉综合征无关，除非临床明确提示活动性缺血或梗死

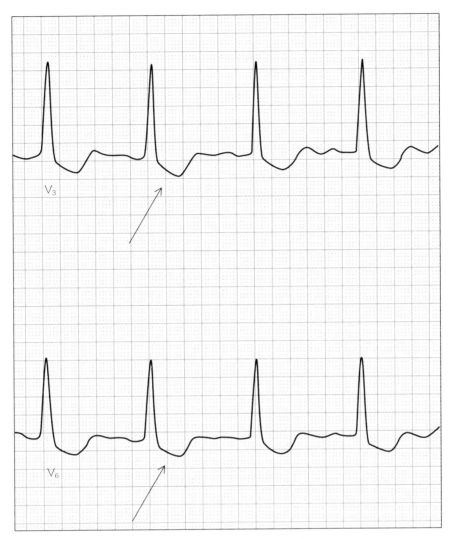

▲ 图 26-9 地高辛效应引起的 ST 段压低（箭）

第 27 章 T 波异常的心电图鉴别诊断：高大 T 波和 T 波倒置

Electrocardiographic Differential Diagnosis of T Wave Abnormalities: The Prominent T Wave and T Wave Inversions

Amita Sudhir　William J. Brady　著
林　凡　译

一、高大 T 波

ST 段抬高型心肌梗死的超急性期 T 波：ST 段抬高型心肌梗死早期表现为是超急性期高大 T 波。超急性期高大 T 波在冠状动脉闭塞 5min 内即可出现；在心肌梗死发作 30min 后，心电图进一步表现为 ST 段抬高。T 波形态为非对称性，基底宽，振幅高（图 27-1）。不对称是指 T 波上升支与下降支相比 "更缓" 一些。这些 T 波在胸前导

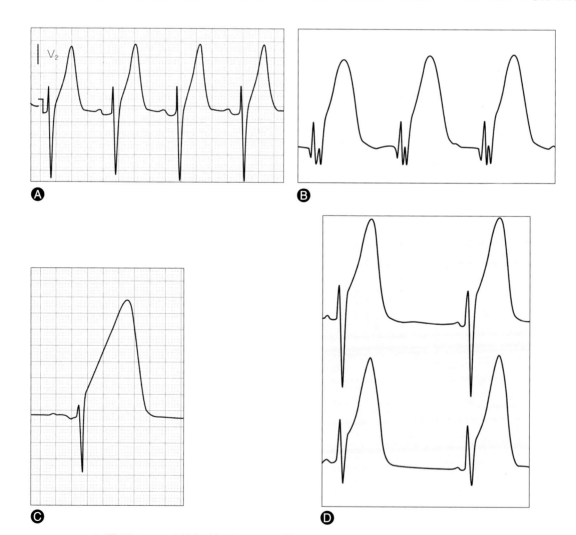

▲ 图 27-1　ST 段抬高型心肌梗死的超急性期 T 波，T 波双支不对称，基底宽，振幅高

联 $V_1 \sim V_4$ 中最为明显。随着病变进展, 出现 J 点 (QRS 波群终末与 ST 段起始部连接处) 和 ST 段抬高。增高增宽的 R 波与上抬的 ST 段及高大的 T 波相连, 形成巨 R 波或墓碑状改变。

高钾血症: 高钾血症是一种潜在致命性的电解质异常, 常伴随着一系列心电图改变。在高钾血症中, T 波异常是早期表现之一, 表现为高尖的 T 波。高钾血症的 T 波表现为双支对称且基底部狭窄 (图 27-2)。

心室早期复极: 心室早期复极是一种常见的心电图变异现象, 通常是生理的, 并非是器质性。心室早期复极最显著的特征是 ST 段抬高, 同时也可能出现高大 T 波。这些高大 T 波形态略不对称 (图 27-3)。如果 T 波呈现高尖状, 则提示患者可能发生 ST 段抬高型心肌梗死。通常这些 T 波方向与 QRS 波群主波方向是一致的, 这些表现在胸导联 $V_1 \sim V_4$ 中最容易观察到。

急性心包炎: 心包炎患者的心电图除具有广泛的 ST 段抬高和 PR 段压低外, 还可能出现高耸的 T 波 (图 27-4)。这些 T 波振幅较大且基底宽, 双支不对称。

左束支传导阻滞: 在以负向 QRS 波群为主的导联中, T 波直立 (图 27-5), $V_1 \sim V_4$ 导联 T 波直立类似 ST 段抬高型心肌梗死超急性高耸的 T 波。这些 T 波通常与 QRS 波群主波方向不一致, 即 T 波与 QRS 波群主波方向相反。另外, 心室起搏 (图 27-6) 也会出现类似的 T 波表现 (表 27-1)。

二、T 波倒置

正常的 T 波倒置: 在正常情况下, Ⅲ、aVL、aVR 和 V_1 导联可出现 T 波倒置。儿童和青少年的胸导联表现为 T 波倒置也是正常的; 有时, 这些 T 波倒置可以持续到成年, 表现为持续性幼稚 T 波。

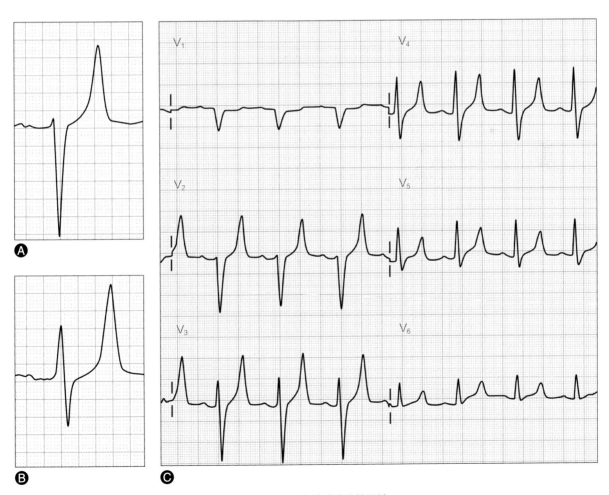

▲ 图 27-2　高钾血症高尖的 T 波
注意 T 波高大, 基底窄, 双支对称

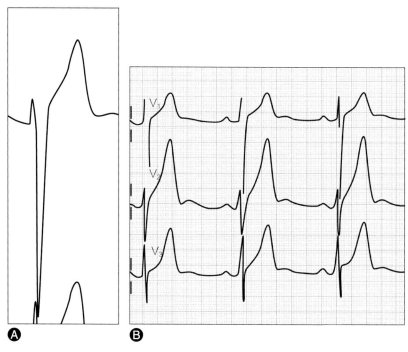

▲ 图 27-3　心室早期复极的高大 T 波

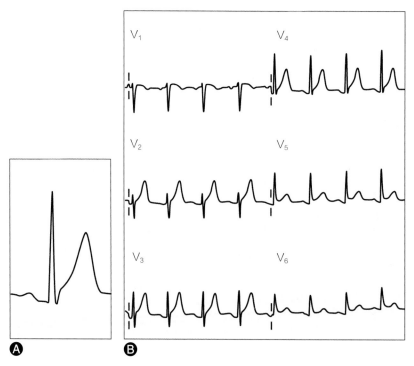

▲ 图 27-4　急性心包炎的高大 T 波

急性冠脉综合征：引起 T 波倒置需要引起重视的一个因素是急性冠脉综合征。T 波倒置可以在有或无 ST 段偏移的导联中观察到（图 27-7 和图 27-8）。与急性冠脉综合征相关的倒置 T 波通常在形态上是对称的，即其下降支和上升支在形态上相似。

Wellens 综合征：Wellens 综合征是冠状动脉左前降支近端严重狭窄的一系列临床表现，其自然病程是发展为前壁心肌梗死。在 Wellens 综合征中出现的 T 波异常十分显著（图 27-9）。T 波改变

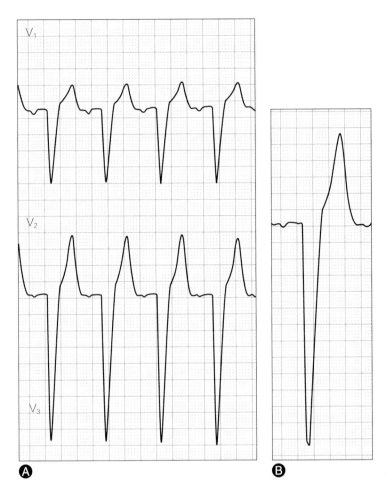

◀ 图 27-5　完全性左束支传导阻滞的高大 T 波

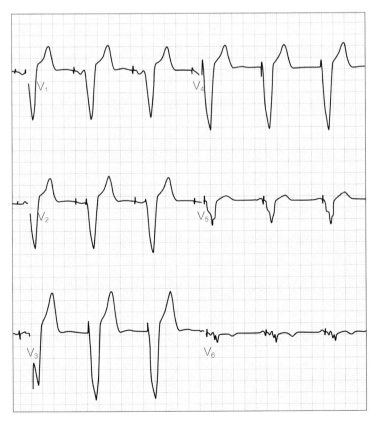

◀ 图 27-6　心室起搏心律 $V_1 \sim V_4$ 导联中的高大 T 波

表 27-1 T 波异常的鉴别诊断

高大 T 波
- ST 段抬高型心肌梗死超急性期
- 高钾血症
- 心室早期复极
- 急性心包炎
- 左束支传导阻滞
- 心室起搏

T 波倒置
- 正常 T 波倒置
- 持续性幼稚 T 波
- 急性冠脉综合征
- Wellens 综合征
- 束支传导阻滞
- 室性起搏
- 左心室肥厚
- 地高辛效应
- 中枢神经系统损伤
- 心包炎（恢复阶段）
- 急性肺栓塞
- WPW 综合征

有两种形态，包括深倒 T 波和双相 T 波（同时包含直立和倒置两部分）。T 波深倒且对称，这种 T 波通常在胸导联 V_1～V_4 中出现，大多数情况下，ST 段正常。这些 T 波改变也可见于无胸痛的患者。无论患者有无胸痛不适症状，其发生前壁 ST 段抬高型心肌梗死的风险都是相同的。

束支传导阻滞：当发生左束支传导阻滞或右束支传导阻滞时，任何为 QRS 波群主波为正的导联都可能表现为非对称、宽大倒置的 T 波（图 27-10）。这些倒置 T 波与 ST 段融合，常伴有 ST 段压低。类似的 T 波倒置还可见于心室起搏（图 27-11）。

左心室肥厚：左心室肥厚最常见的表现为 QRS 波群电压增高和 ST 段偏移（抬高和压低）。当出现 ST 段和 T 波异常时，左心室肥厚被认为具有心肌劳损；劳损表明 ST 段和 T 波异常同时存在。左

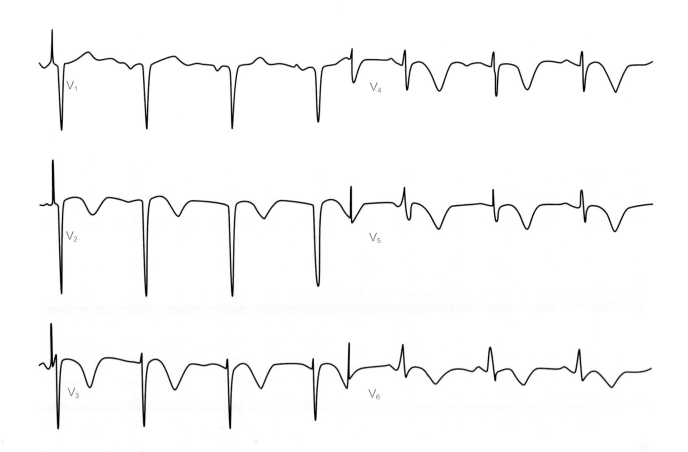

▲ 图 27-7 急性冠脉综合征的 T 波倒置，V_2～V_6 导联中 T 波呈对称性倒置

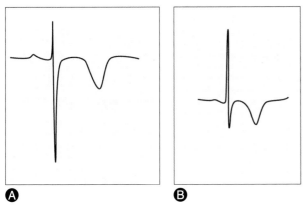

心室肥厚伴劳损的倒置 T 波通常在形态上是不对称的，这些表现经常出现在 I 、aVL、V5 和 V6 导联（图 27-12）。

其他原因：导致 T 波倒置的其他原因包括洋地黄反应、中枢神经系统损伤（最常见的是颅内出血）（图 27-13）、心包炎（恢复期）、急性肺栓塞、预激综合征及各种代谢异常。

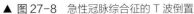

▲ 图 27-8　急性冠脉综合征的 T 波倒置

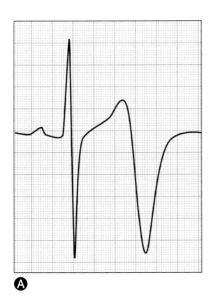

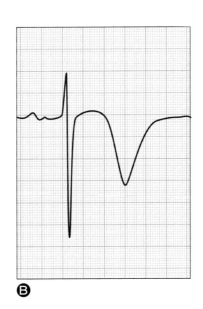

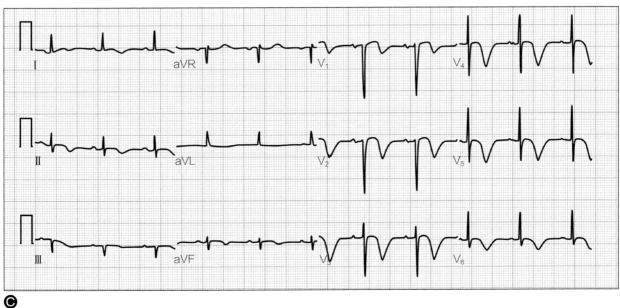

▲ 图 27-9　Wellens 综合征的 T 波倒置

A. 双相 T 波（T 波先正后负）；B. 深倒 T 波；C. V1～V6 导联的深倒 T 波，符合 Wellens 综合征心电图表现

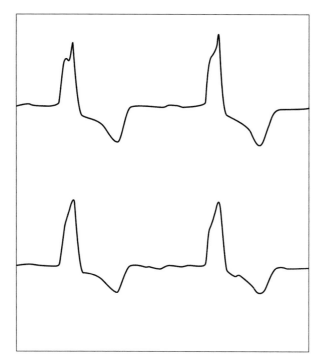

▲ 图 27-10 完全性左束支传导阻滞时 T 波倒置，呈非对称性（下降支平缓，上升支较陡），倒置 T 波与压低的 ST 段相融合

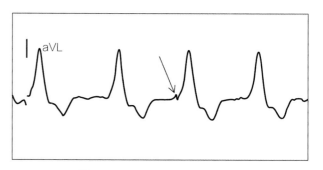

▲ 图 27-11 心室起搏模式下的 T 波倒置
在第三个 QRS 波群之前可以看到一个起搏钉（箭）。T 波倒置呈不对称性（下降支平缓，上升支较陡），倒置 T 波与压低的 ST 段相融合

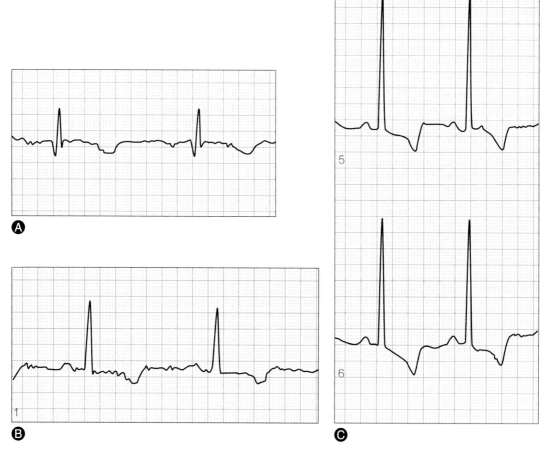

▲ 图 27-12 左心室肥厚伴劳损下的 T 波倒置
T 波倒置呈不对称性（下降支平缓，上升支较陡），倒置的 T 波与压低的 ST 段相融合

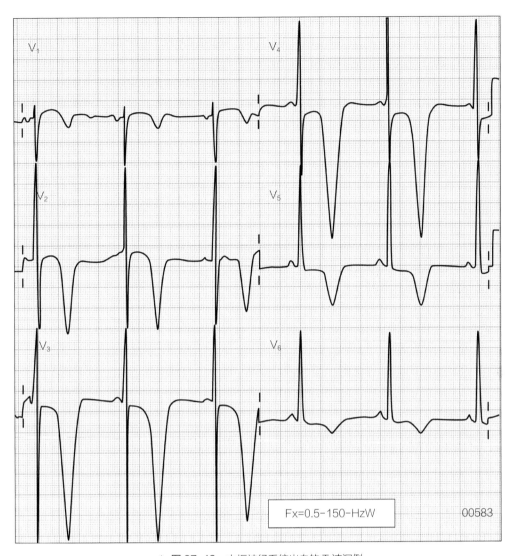

▲ 图 27-13　中枢神经系统出血的 T 波深倒

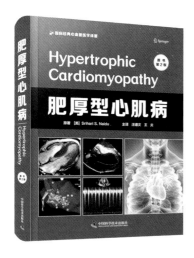

原著　[美] Srihari S. Naidu

主译　汪道文　王　炎

定价　298.00 元

    本书引进自世界知名的 Springer 出版社，是一部全面介绍当代肥厚型心肌病基础理论及应用技术的经典教科书，由来自美国纽约 Westchester 医学中心的 Srihari S. Naidu 教授倾力打造。本书为全新第 2 版，共 31 章，涵盖了肥厚型心肌病的发现和认识过程、自然病史、病理学和病理生理机制、诊断方法、治疗和预后、初诊和随访、卓越治疗中心的建立等内容，系统总结了相关研究的最新进展。书中所述均基于临床研究和病例报告，力求客观准确，同时配有大量影像、病理图片及手绘插图，并提供了与各种诊治技术有关的最新临床数据，阐释浅显易懂。本书内容翔实，脉络清晰，图文并茂，可读性强，为肥厚型心肌病的临床诊疗提供了理论依据，既可作为心血管内外科、内科相关专业及老年病科等医生的实践指南，也可供相关专业研究生、规范化培训医生和其他相关专业人员阅读参考。

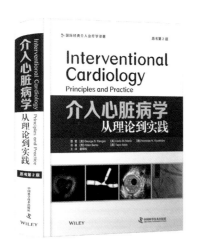

原著　[美] George D. Dangas 等

合著　[澳] Peter Barlis 等

主译　曾和松

定价　498.00 元

    本书引进自美国 WILEY 出版社，是一部全面、独特的介入心脏病学参考书。本书为全新第 2 版，由美国冠状动脉造影和介入协会主席 GeorgeD.Dangas 组织全球近百名介入权威、知名教授在第 1 版基础上全面修订而成。

    全书共 84 章，涉及原理与技术、介入药理学、高血压和结构性心脏病、血管疾病的介入治疗四个部分。每个部分对从基本概念到各领域的当代热点和新进展都有介绍，不仅详细介绍了介入技术的具体步骤及相关适应证、并发症与禁忌证，还采用了近几年来的重要临床研究来佐证不同介入治疗方法及不同器械的临床效果，让读者在了解具体规范化操作流程的同时，又不失"整体观"，提示了临床研究的重要性与必要性。

    本书内容翔实、阐述系统，非常适合初学者了解介入领域的基本技术和概念同样也适合有一定基础的专业人士自我提升及拓展技能。